AF193330

CERE-BROS

¿Acaso pensabas que Bro

viene de *brother?*

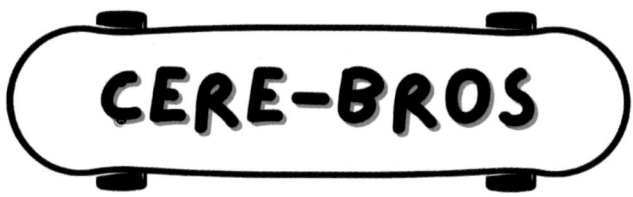

CERE-BROS

Rompiendo las reglas. Inventando las tuyas.

BEC GARCÍA

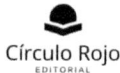

Círculo Rojo
EDITORIAL

Primera edición: noviembre 2024
Segunda edición: mayo 2025

Depósito legal: AL 3743-2024

ISBN: 978-84-1097-323-7

Impresión y encuadernación: Editorial Círculo Rojo

© Del texto y diseño: BEC GARCÍA
© Maquetación y diseño: Equipo de Editorial Círculo Rojo

Editorial Círculo Rojo
www.editorialcirculorojo.com
info@editorialcirculorojo.com

Impreso en España — Printed in Spain

A Cross

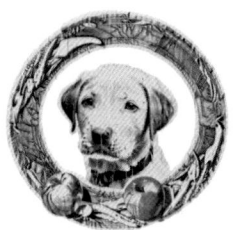

HOJA DE RUTA: SEIS CERE-BROS POR DESCUBRIR

¡ALERTA MÁXIMA, MENTE CURIOSA! BIENVENIDA AL LADO REBELDE DEL CONOCIMIENTO. AQUÍ NO HAY ACTIVIDADES ABURRIDAS NI LISTAS DE CONTENIDOS PREDECIBLES. VAS A CONOCER A UNA BANDA DE CEREBROS QUE SE HAN GANADO A PULSO SU PUESTO EN ESTAS PÁGINAS. CADA UNO DE ELLOS TE VA A ENSEÑAR LO QUE NO SE APRENDE EN CLASE PARA DESPERTAR TUS PROPIAS ARMAS DE CREACIÓN MASIVA. PREPÁRATE, PORQUE CON CADA HISTORIA VAS A DESBLOQUEAR HABILIDADES QUE NI SABÍAS QUE TENÍAS.

Y ATENCIÓN, PORQUE CADA CAPÍTULO ES UNA FASE QUE TE ADENTRA EN EL ARTE DE CREAR PROYECTOS DESDE CERO. CON CADA PÁGINA AVANZAS UN NIVEL: DESDE SOLTAR TUS PRIMERAS IDEAS LOCAS HASTA DARLES FORMA Y LANZARLAS AL MUNDO. ¿QUIERES MONTAR UN CANAL QUE LO ROMPA?¿CREAR UNA *STARTUP*, TU PROPIA MARCA O INVENTAR LA *APP* DEL FUTURO? ¡AQUÍ ENCONTRARÁS LOS PASOS PARA HACERLO REALIDAD! VAS A PASAR DE SOÑARLO…. A CREARLO.

FASE 1: IDEACIÓN

FASE 2: INSIGHT MAPPING

FASE 3: PROTOTIPADO

FASE 4: RESILIENCIA Y SUPERACIÓN DE OBSTÁCULOS

FASE 5: MARKETING Y LANZAMIENTO

FASE 6: ESTRATEGIA DE DIFUSIÓN E IMPACTO

¡Que empiece el desmadre!

MISIÓN IDEÓN

¿Qué pasa, Bro?

Espera, espera…, ¿estabas pensando que «Bro» viene de brother?

Nada más lejos, pimpollo. En esta banda hay *brothers* y *sisters*, pero Bro es como yo llamo a los miembros de mi equipo porque, para estar a bordo, hay que tener algo que muy pocas personas son capaces de utilizar como verdaderas *machines*: el cere-bro. Ese ordenador privilegiado al que pocos saben sacarle más chispas que un buen *skate* grindando por una barandilla.

Cerebros que no paran de pensar en todo el día. Tanto que a veces es hasta agotador. Cerebros que piensan en más de diez cosas a la vez y por eso les resulta tan difícil concentrarse, sobre todo en clase. Cerebros aburridos a veces y es que tener tantas cosas en la cabeza hace que muchas de las historias que oyen y escuchan se les hagan ya de otro siglo. Cerebros despiertos, cerebros abrumados, cerebros caóticos. Porque si algo les cuesta es organizarse como Dios manda. Y es que ¿quién puede organizarse con tanto lío en la cabeza revoloteando como si fueran monos en una plantación de bananas? En definitiva, cerebros creativos como ninguno, cerebros con la capacidad de aprender e imaginar a toda pastilla.

Si el destino te ha empujado hasta aquí es porque seguramente seas un auténtico Bro: cere-Bro.

★

Quieres saber más, ¿cierto? En este momento, ya estás ready para conocer el término «ideón», a ver si te sigue molando la cosa.

No estoy hablando de esa ideíta que se te ocurre yendo a comprar el pan o paseando con tu perro. Estoy hablando de ese don para coger esas ideas y convertirlas en un todoterreno. Ya me entiendes, en algo capaz de poner la piel de gallina hasta a tu profe de Reli, es decir, convertirlas en auténticos ideones.

Esto va de ese rollo, de inspirarte para ser un auténtico lobo cazando ideas y haciéndolas realidad. Y sí, seguro que estás pensando: «Pero ¿eso es fácil o me bloquearé?». Aquí va lo mejor de todo; tropezarse y encontrarse dificultades es parte del camino, pero vas a aprender a superarlas. Este libro va a desafiar tus límites, te hará sentir emociones fuertes, así que agárrate y disfruta.

Por cierto, prepárate para conocer al resto de la banda, porque si pensabas que estabas solo en esta movida te equivocas de lo lindo.

★

¿VES ESTE LISTADO DE NORMAS?

-

-

-

-

-

-

-

-

-

Yo tampoco.

¿De verdad pensabas que iba a haber reglas? Bienvenido al juego de la vida real. ¡Aquí tú pones el nivel de dificultad!

¡BOOM!

Prepárate porque las ideas van a saltar como palomitas con salsa dinamita.

Olvídate de los límites y esas cosas porque aquí no hay de eso. Esto es como un campo de oportunidades ilimitadas y, ¿adivina qué?, tú estás a punto de entrar en él. Tu curiosidad y ese coco lleno de creatividad que seguramente tienes van a ser tu mejor arma. Si es así, posees un auténtico cofre lleno de ideas encima de los hombros y te voy a dar nueve *tips*, como nueve soles, para usarlo como se merece.

1. Observa. Abre bien los ojos, renacuajo. Nunca sabes dónde vas a encontrar buen material. Observa el mundo y a la gente, pero no des el cantazo. Sé discreto y aprende a observar lo que sucede a tu alrededor. Muchas veces nuestro entorno nos muestra la solución a muchos acertijos.

2. Pregunta. Hacerse preguntas es una de las mejores maneras para comenzar a activar la mente y plantearse problemas para dar con soluciones que van a ser la bomba.

3. Conecta. Explora diferentes culturas, diferentes temas, curiosidades, disciplinas. Cuanto más dispares e inconexas, más rompedor puede ser el resultado. Crea una galaxia con tantos puntos por unir como estrellas. ¡Imagina las posibilidades!

4. Desafíate. Tú sabes hasta dónde puedes llegar. Bueno, siento decirte que tú no lo sabes, pero yo sí. Puedes llegar mucho más lejos de lo que crees. Solo tienes que aceptar todos los desafíos que se te presenten. Tu lema: «apuntarte a un bombardeo».

5. Salta. ¡No te cortes y salta al vacío! Como si fueras un colibrí o un halcón, elige el bicho volador que más te guste, pero quédate con la esencia: haz que tu mente realice acrobacias aéreas sin red de seguridad. Siente el vértigo y si la idea se cae, te levantas de nuevo, *capisci?* (Lee esta última palabra con acento italiano, que mola más).

6. Equivócate. ¡Sí!, me has oído bien. No tengas miedo a equivocarte. Hazte un Bro experto en equivocación, porque unas veces se gana y otras, se aprende. Y quien más aprende es quien más se equivoca. Para los buenos en mates esto es una regla de tres en toda regla (valga la redundancia).

★

7. Haz equipo. ¿Sabes lo único que es mejor que tú?: ¡dos como tú! Busca a otros Bros, que los hay y muchos. No es fácil encontrarlos porque gran cantidad de ellos se esconden por miedo a ser juzgados y tienden a pasar desapercibidos. Pero tú intenta crear sinergias. Juntaos y compartid vuestras «locuras». Dos mentes creativas —o más— trabajando juntas son imparables.

8. Inspira. ¿Has intentado hablar alguna vez con un esquimal? Esos gélidos aventureros no nos entienden ni una palabra. Y eso te puede pasar a ti cuando transmitas y cuentes tus ideas al mundo. Así que conviértete en un buen comunicador. Habla de forma concisa y persuasiva. ¡Enamora con tu pasión!

9. ¿Y si...? Esta breve pregunta tiene el poder de abrir puertas a mundos que no te creerías. Es la chispa que inicia increíbles aventuras y experiencias. Cosas como «¿y si lo intentamos?», «¿y si probamos?», «¿y si esta vez funciona de verdad y doy con la tecla?». Nunca jamás dejes de hacerte esta pregunta porque... ¿y si lo hicieras?

★

LA COSA SE PONE SERIA

Estás a punto de conocer a la banda. Ponte elegante y péinate porque te voy a presentar a unos cuantos Bros que nacieron y crecieron con un cerebro fuera de lo común. Personas que no paran de decir «¡ah!», «¡claro!», «¡bam!», «¡justo!», «¡lo sabía!»…Y sí, todo esto es porque sus cerebros son como una montaña rusa llena de giros inesperados y caídas vertiginosas: las ideas suben y bajan a toda velocidad, conectando pensamientos en un abrir y cerrar de ojos. ¡como si su cerebro estuviera siempre en modo turbo! Claro, con esa velocidad, a veces reciben tanta información que pueden llegar a saturarse, como un atasco en la M-30 un día de lluvia: ¡se bloquean! Pero ahí está la ventaja: suelen encontrar estrategias para salir de esos embotellamientos. Son capaces de ver rutas de escape donde nadie más las ve, y en un pestañeo ya están de nuevo a toda velocidad, listos para el siguiente *loop* de ideas. ¿Cómo te quedas?

Esta gente se dio cuenta desde muy pronto de que algo funcionaba demasiado bien ahí dentro. Sin embargo, había cosas que eran incapaces de controlar, ¿te suena?

¿Sabes eso que te pasa por la tripa cuando no te sale algo y te dan ganas de romperlo todo?, ¿o cuando notas que al hablar el resto del mundo no te entiende? Ese sentimiento de querer agarrarse de los pelos y tirar muy fuerte tiene un nombre: frustración.

★

Es complicado porque hay veces que quieres hacer tantas cosas y que salgan tan perfectas. ¿Qué digo perfectas? ¡Impolutas y a la primera! que, cuando no sale como te lo habías imaginado, te descoloca.

De esto sabe mucho la panda de gente que te voy a presentar. De esto y de muchas más cosas, porque si algo tienen en común es que son la mar de listos. Pero no listos en plan «uh, cuántas cosas saben», no. Listos en plan que te dejan loco cuando empiezan a crear e inventar cosas, listos de una forma nada convencional cuando se trata de dar respuestas ingeniosas a problemas de la vida cotidiana.

Pues bien, voy a dejar de hablar tan bien de ellos, que parezco su abuela. Pasemos a conocerlos más a fondo, uno por uno, haciendo un recorrido por todas las cosas que han hecho a lo largo de sus vidas para llegar a ser como son en la actualidad. Y lo que les queda...

¿Serás tú el próximo Cerebro?

★

3, 2, 1...

El momento ha llegado, Bro.

Neuronas listas, ¡cerebro *ready*! Activa bien los nueve sentidos porque vas a comenzar un viaje del que no vas a querer volver. Despídete de tu antiguo yo. Date un beso, un abrazo o lo que sea que hagas en las despedidas, porque de este viaje va a volver un tú más cañero, más *top* y más imparable que un tren sin frenos.

¡Eso es! Te lo veo en la cara. Te sientes más que identificado con todo esto. ¡Ahora sí que sí!

Bienvenido, Bro. Eres uno de los nuestros, queremos que formes parte de la banda.

Atentamente,

alguien que sabe que no sabe nada

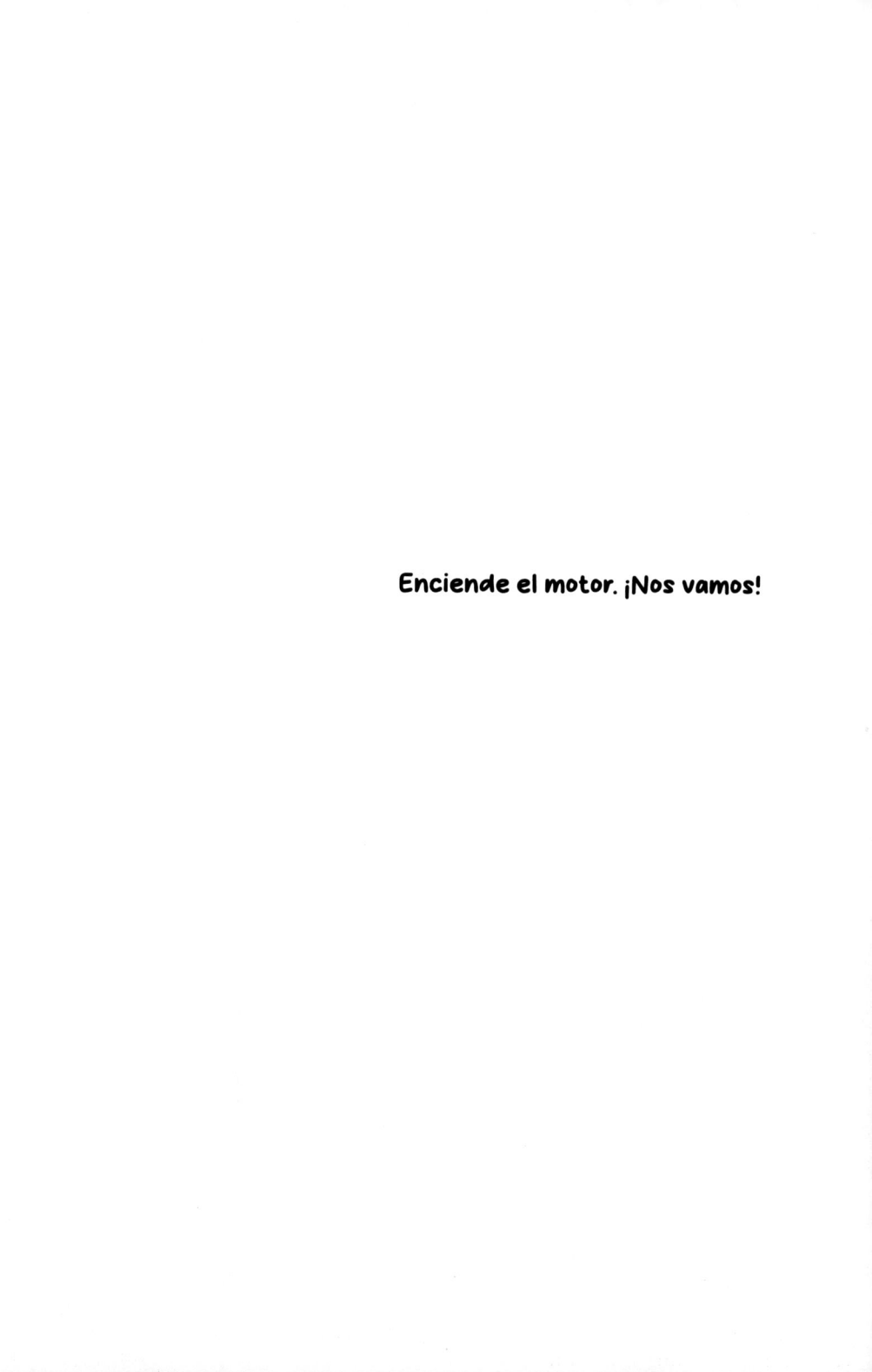

Enciende el motor. ¡Nos vamos!

get inspired!

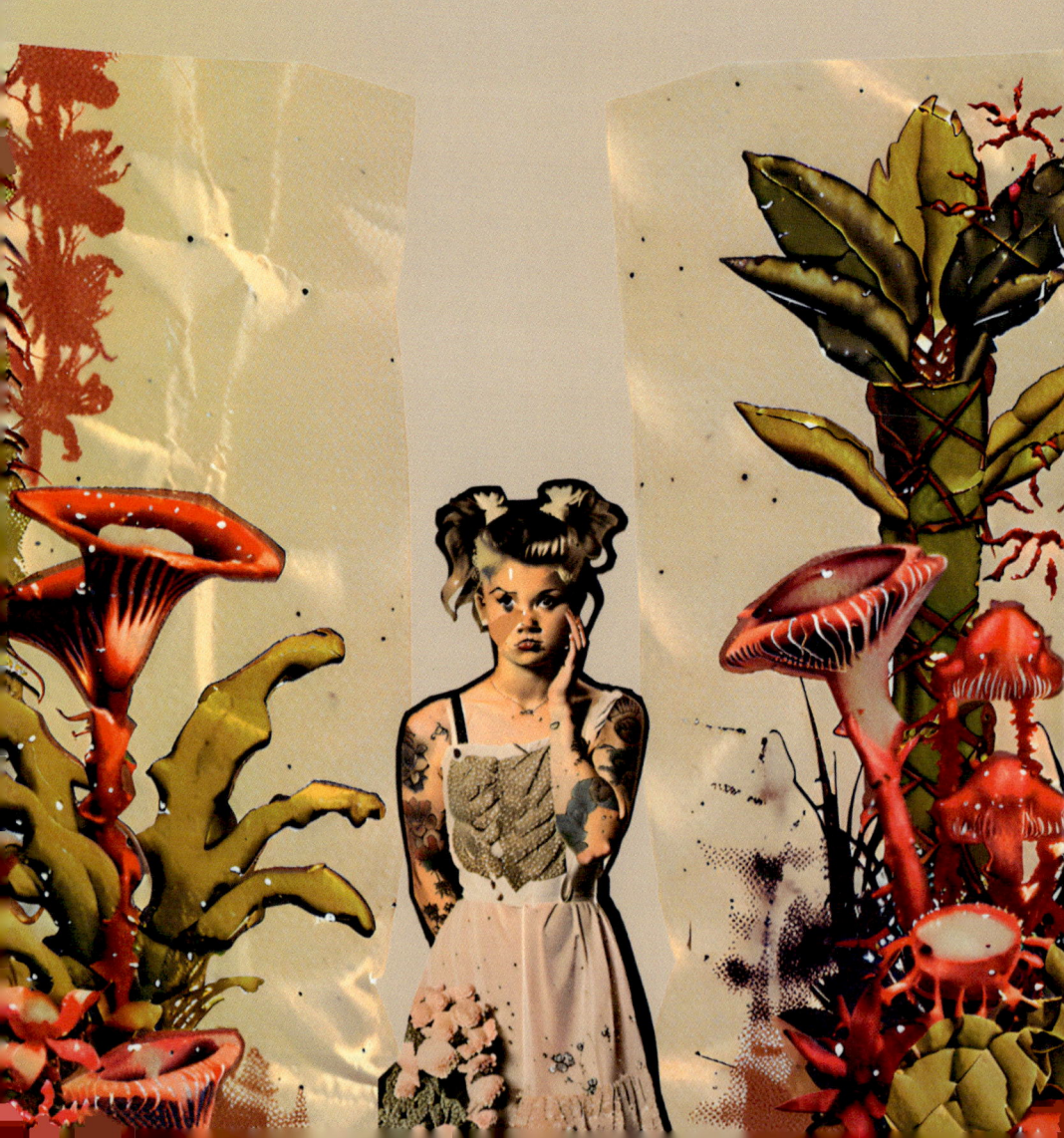

CAPÍTULO I

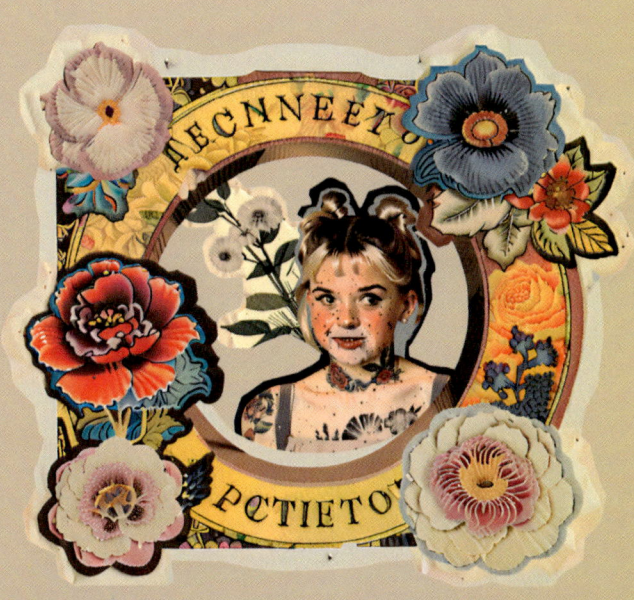

FLORA INKSPIRE

Dame el lujazo de presentarte a la primera integrante del equipo. ¿Puedes oler esas flores y plantas? Así es como huele Flora Inkspire ¿Y por qué? Pues porque este coquito inquieto es una apasionada de las plantas. Pero espera, que esto es solo el principio. Con ella vas a aprender cosas muy valiosas que te van a acompañar el resto del camino.

Flora es única. Siento decirte que no vas a conocer a nadie como ella. Su pelo es como si la primavera en persona estuviera bailando su canción favorita sobre su cabeza. ¿Su vestimenta? Flores *everywhere*. Le alucina todo lo relacionado con la botánica. A veces, hace mezclas tan arriesgadas que parece que se ha vestido a oscuras. Es un torbellino de energía y entusiasmo. Solo estando cerca de ti te cargaría la batería del móvil. Si le caes bien, prepárate porque vas a ser su cómplice de bromas.

Pero no todo es fácil para ella. A veces, le cuesta hacer amigos. Su compañía favorita, las plantas.

Su apellido Inkspire no es por casualidad. Sus tres primeras letras, Ink, vienen de su pasión por tatuar todo tipo de árboles y arbustos con tinta ecológica, hecha con extractos de vegetales y pigmentos naturales. Sí, es una pasada. ¿Que por qué tatúa plantas?: para darles un aspecto más duro y de malotas. Crea patrones que son una verdadera chulada. Sus diseños y líneas crean en las hojas un efecto de superpoder que aleja a los depredadores y las protege del cambio climático. Podríamos decir que Flora es una bióloga experta que quiere que todos los seres vivos del reino *Plantae* impongan respeto a quienes quieran pasarse de listillos.

Toda esa energía la combina con su amor por el yoga al aire libre. Has oído bien. En este deporte encuentra la serenidad y conecta con la madre tierra. Lo más marciano de todo es que las posturas que pone en yoga imitan algunas moreras. Hay veces que ha conseguido hacerse pasar por un ficus o un seto para dar sustos a la gente. Así que si ves alguno de estos amigos verdes sal por patas si no quieres llevarte un buen susto.

Flora conoce más países que un mapamundi. Es un GPS con patas. Ha viajado buscando plantas y flores en peligro de extinción para ayudarlas y protegerlas con sus tatuajes. Detrás de ese corazoncito verde, hay uno muy humano y trabaja con los pueblos de la zona para que conozcan y conserven su biodiversidad.

En resumen, tatuajes, ADN, yoga, arte y muchas cosas más te esperan al ver los proyectos e iniciativas que han llevado a Flora Inkspire a ser como es hoy en día. ¿Te vienes?

★

ADN-VENTURA

Este fue el primer *flash* creativo que le vino a Flora un día cualquiera. Ella lo llamó Adn-ventura. Te cuento, elemento.

Ese día, se encontraba tatuando a una planta carnívora y, de la nada, un torbellino irrefrenable de preguntas sacudió su cabeza. Comenzó a decirlas en alto:

—¿Qué me hace única? ¿Qué rasgos de mi cuerpo se parecen a los de mis familiares?, ¿a quiénes? ¿Cómo eran mis antepasados lejanos? ¿Cómo habrán influido mis familiares y amigos en mi forma de ser?

Imagina la cara de la planta carnívora. No daba crédito.

Acto seguido, Flora decidió registrar todos esos pensamientos a medida que exploraba las profundidades de su ser. Sí, se puso poética.

Se preguntaba qué secretos y tesoros encontraría en esta emocionante expedición.

Comenzó a imaginar cómo crear su propio árbol genealógico y buscó aplicaciones *online* que le ayudaran a conseguirlo. Buscó fotos antiguas de su familia para ver cómo vestían, sus peinados, sus caras… De paso, encontró un montón de cartas que se escribían sus abuelos cuando se conocieron y un sinfín de postales que les habían enviado sus primos, sobrinos y otros familiares cercanos y lejanos cada vez que hacían un viaje.

—¡Madre mía! —exclamaba cada vez que abría uno de aquellos fajos envueltos con cuerda.

★

¡Esta gente no paraba de viajar! ¿Será por eso por lo que Flora nos ha salido más viajera que un calcetín perdido en un agujero de gusano?

A estas alturas ya estaba muy motivada. Así que, con ayuda de unos consejos que buscó en internet, diseñó su propio logotipo con elementos, formas y colores que representasen a su familia.

Este ideón no dejó de crecer y un buen día, mientras estaba fisgoneando en el cajón de las fotos antiguas de sus padres, se dio cuenta de algo muy curioso. Algo extraño y que no se esperaba para nada.

Flora se consideraba una chica normal, si es que decir «normal» a estas alturas tiene algún sentido. Sentía que era algo bajita para su edad y tenía un hoyuelo en la mejilla bastante característico que durante años había intentado disimular y ocultar con todo tipo de trucos. Aquel día se dio cuenta de que todas las mujeres que aparecían en las fotos tenían el mismo hoyuelo, situado en la misma mejilla. Pero lo mejor de todo es que vio que ese detalle las hacía únicas y muy especiales. Se puso un poco triste al darse cuenta de que ella, sin embargo, lo había tratado de ocultar.

Cuando preguntó a su madre por el hoyuelo, ella le confesó que era su seña de identidad, su distintivo, su marca personal, ¿me captas? Y que todas ellas lo habían llevado con orgullo. Esto animó a Flora a interesarse aún más por conocer la historia de su familia. Ahora estaba en modo detective. Ya sabes, rollo libreta y lápiz e interrogando a padres, abuelos, primos y tíos. Aquello parecía una película

★

en la que todos se ponían manos a la obra para buscar al asesino.

Después de unos cuantos días investigando y haciendo más preguntas que un entrevistador, descubrió que tenía una tía abuela que había sido domadora en el circo de Rusia y que en una gira por el mundo conoció al que después fue su marido. Terminaron viviendo en Senegal, donde tuvieron a su primer hijo y una incontable cantidad de plantas en peligro de extinción que habitaban en su santuario botánico. ¿Vendrá de aquí el amor de Flora por las plantas?

Decidió investigar su código genético. En una de las visitas rutinarias al hospital, pidió a su doctora un documento en el que apareciera su grupo sanguíneo. Después, estuvo varios meses haciendo llamadas para saber con quiénes de sus familiares coincidía.

Empezó a preguntarse de dónde procederían cada uno de esos rasgos físicos memorizados en su ADN como si de las instrucciones para montar un Lego Technic se tratara. Estuvo varios meses portando aquel papel dentro de su agenda de ideas y de vez en cuando lo miraba para no olvidarse de todos los detalles de secuencias, códigos y huellas que tan intrigada la tenían. Algún día conseguiría descifrar todo con detalle, pero, de momento, comenzó por fijarse en los rasgos de personalidad más fáciles de reconocer cada vez que observaba a todos y cada uno de los miembros de su familia.

La risa escandalosa le vendría de su abuela; el tic en la ceja, de su padre cuando se concentraba mucho en el trabajo; la ma-

★

nía de dejar sus zapatillas de estar en casa siempre bien colocadas a los pies de su cama, claramente, la copiaba de su hermana mayor y su obsesión por los Sugus azules simplemente era propia de ella. Algunos rasgos vendrían de sus genes, pero otros los habría adquirido de diferentes personas a lo largo de su vida y la hacían única y especial. Irrepetible en el mundo. Como un diamante reluciente, valioso e imposible de romper.

Tanta admiración comenzó a sentir que empezó a usar el logotipo que creó de su familia y lo estampaba o bordaba siempre en su ropa: la F de *Flora's family.*

Y tú, ¿ya sabes qué rasgos definen a tu familia? ¿Tienes rasgos o algún aspecto de ti que nunca te haya gustado? Pues tengo una noticia para ti, colega. Es posible que ese sea un motivo de orgullo, después de todo.

★

MENTAL-INK

Ey, colega, tengo una noticia, ¡esto sigue adelante! Prepárate para sumergirte en la siguiente idea que tuvo Flora Inkspire.

Esta vez, diseñó un tatuaje mental que explotase a lo grande sus valores y aspiraciones personales. Imagina la onda de llevar tus pensamientos más profundos como tatuajes en tu mente. ¿Qué te parece un diseño que grite a todo pulmón quién eres, tus metas y eso que te hace único? Estos tatuajes mentales que hizo Flora eran como su superpoder, el empujón que necesitaba para llevar todos sus sueños a otro nivel.

Esta cerebrito amiga de las plantas se dio cuenta de lo flipante que es el universo de los tatuajes. Y, claro, con su maestría para los dibujos, decidió darle una vuelta más atrevida a esta movida. Se lanzó de lleno a la técnica de la tinta, sintiendo esa curiosidad de querer tatuar en general. Fue como si un chispazo iluminara su mente, ¿te lo imaginas? En ese instante, Flora comprendió que podía aplicar su destreza con la máquina de tatuar para inyectar tintas formuladas a partir de extractos vegetales en árboles y plantas en peligro de extinción. Esta técnica innovadora generaría una serie de estímulos sensoriales, como olores y colores específicos, diseñados para disuadir a los depredadores y a los humanos desconsiderados, protegiendo así las especies amenazadas.

Pero eso no es todo. Flora, en su búsqueda de lo *cool,* inventó un artefacto llamado Crayo-Ink. Este lápiz especial podía plasmar diseños mentales directamente en su cerebro. Sí, lo

★

has oído bien, ¡dibujaba mentalmente! ¿No te parece la bomba? Este artilugio se convirtió en su arma secreta para explorar las profundidades de sus pensamientos y convertirlos en obras de arte mental.

Todo esto me hace pensar en qué tatuaje mental haría para mí. ¿Qué símbolos, colores o palabras representarían mis valores y aspiraciones? Me encanta que gente como Flora deje volar su creatividad y muestre esa tinta mental al mundo.

Cuando ella los creaba, siempre había detalles alucinantes que eran para flipar. Por ejemplo, Flora descubrió que el Crayo-Ink podía cambiar de color según su estado de ánimo. ¡Una pasada!, ¿verdad?

Siguió explorando este camino de genialidades e inventó un festival de tatuajes mentales llamado Mental Fest. Bros de todas partes se reunían para exhibir sus diseños, intercambiar ideas y celebrar la creatividad. El festival se convirtió en un evento épico, con luces, música y hasta un concurso de los tatuajes mentales más deslumbrantes.

El entusiasmo creció tanto que Flora decidió crear una plataforma virtual llamada Mental Studio, donde todos podían compartir sus diseños y conectarse con otros cere-Bros creativos. La comunidad Mental Studio se volvió un espacio único para inspirarse, aprender y seguir explorando las maravillas de los tatuajes mentales.

Sin duda, ella dejó huella con la Mental Ink y sus diseños la ayudaron a alcanzar cosas increíbles. ¡Viva la tinta mental! No sé qué opinas, pero a mí me parece «inkreíble».

★

YOGA CEREBRAL

Ey, ey, ey. ¿Cómo vas, pichiglás? Ponte en modo zen, que aquí llega la siguiente ocurrencia de Flora.

¿Tienes ya tu rincón de meditación o un espacio especial donde puedas relajarte todos los días? Si ya practicas la meditación y llevas un diario de tus pensamientos, seguro que habrás experimentado cómo tus ideas fluyen como un tobogán con agua y te sientes más tranquilo y en paz. ¿Qué sensaciones has obtenido mientras te sumerges en la quietud?

Voy a contarte una historia que te inspirará o, mejor dicho, te «inkspirará».

Flora amaba el yoga casi tanto como a sus plantas, así que se propuso practicar cada día una postura que reflejara su personalidad. A medida que experimentaba y creaba sus propias asanas, le daba risa porque al mirarse en el espejo parecía una de las plantas de su jardín. Imagina la escena de esta cerebrito riéndose sola delante del espejo en posición geranio.

Aquí está la genialidad: mientras encajaba las piezas del puzle de su práctica de yoga, a Flora se le ocurrió algo grande: ¿y si pudiera combinar su amor por las plantas con su pasión por el yoga? Así nació la idea de las «plantasanas». Flora creó posturas de yoga inspiradas en la naturaleza, fusionando la esencia de las plantas con la elegancia del yoga. Te explico cómo.

Cada plantasana tenía su propia historia y significado. Desde la raíz firme, que simbolizaba su conexión con la tierra, hasta la hoja serena, que representaba su calma interior. Flora compar-

★

tía sus ideas en las redes sociales, animando a todos a unirse a esta fusión única de yoga y naturaleza.

Descubrió que al incorporar la esencia de las plantas en su práctica su fortaleza interior y autoconfianza se potenciaban aún más. Cada postura le recordaba la importancia de la conexión con la naturaleza y la fuerza que reside en la serenidad.

La misión es simple: escoge una postura de yoga que sientas que refleja tu fuerza interior. Practícala, medita sobre lo que significa para ti y sentirás cómo la confianza fluye a través de tu ser.

¿Cuál sería tu plantasana?, ¿qué postura de yoga reflejaría tu forma de ser? ¡Adelante, explora tus propias combinaciones! La aventura del yoga mental apenas comienza. ¡A fluir con la fuerza de la naturaleza, cere-Bro!

Por cierto, todo muy yoga y zen, pero a Flora se le ocurrieron también ideas menos formales. Cuando se aburría de estar tan estirada, empezaba a doblarse sobre sí misma y cuando se miraba en el espejo era lo más parecido a un zombi que había visto en su vida. Así fue como se le ocurrieron posturas que asustaran a la gente. Como ella dice, en el equilibrio está la virtud. Y Flora combinaba a la perfección la paz mental con unas buenas risas pegando sustos a la gente.

★

EL ARTE DE SOÑAR

¿Qué tal *tutto,* cerebro astuto?

Hay una frase que dice —no recuerdo quién ni cuándo lo dijo, aunque seguro que esto lo sabe mucha peña por experiencia— que cuando comienzas a divagar sobre lo que quieres para el futuro tu cabeza empieza a conectar con esas ideas y sueños como si fuera magia. Y, de repente, un día te das cuenta de que todo eso con lo que habías soñado ya está en tu vida. ¡Tachán!

Flora Inkspire, que ya estaba metida en el ajo de todo lo relacionado con visualizar su futuro sin olvidar el presente, tenía claro que quería lanzarse a crear su propio proyecto. Al principio, no tenía claro qué ni cómo lo haría, pero sí sabía que tendría que ser algo que no solo la llenara a ella, sino que también hiciera la vida más guay a los demás.

Sus talentos, esos que iban tomando forma a medida que probaba cosas nuevas, le guiaron hacia un sueño que siempre le había rondado la cabeza.

Su sueño era proteger a todas las plantas del planeta y, sobre todo, que se pudieran defender a sí mismas, de modo que se puso manos a la obra y, antes de dar ningún paso en falso, lo plasmó todo en un *vision board.*

Recopiló un montón de cartones, revistas y periódicos en desuso y se sentó delante de todo ese torbellino de celulosa para empezar a crear como si fuera una artista delante de un lienzo en blanco.

★

La cosa parecía fácil, pero a medida que pensaba en qué cosas elegir para ponerlas y pegarlas definitivamente sobre aquel cartón que hacía de pilar de su nueva vida empezaron a entrarle dudas sobre lo que quería conseguir realmente en los próximos años.

Ese mismo día sintió un bloqueo que los artistas llaman bloqueo creativo, o algo así, y no pudo resumir todo lo que se le pasaba por la cabeza en una sola palabra o imagen, por lo que recogió de nuevo el montón de papeles y siguió con su vida.

En los días siguientes, notaba cómo todas esas ideas que el primer día parecían un montón de luces de Navidad enroscadas después de un año guardadas en su caja iban cobrando sentido.

Apuntaba en su libreta cada idea ya ordenada que iba llegando a su cabeza y, cuando llegaba a casa, ya tenía todo preparado para empezar a crear. Armada con sus tijeras, pegamento del bueno y grandes dosis de imaginación, Flora disfrutaba de cada minuto que pasaba frente a aquel cartón marrón que iba animándose con frases, letras, siluetas, colores e imágenes llenos de buen rollo y propósito que no hacían más que recordarle todo aquello que le gustaría lograr en el futuro.

¿Y si dibujas tu viaje de vida?, ¿hacia dónde te gustaría volar?

La movida es crear una obra de arte que refleje las metas que tienes a corto o medio plazo. Si alguna vez te da por meterte en este mundillo artístico y dejas que fluya tu creatividad, verás cómo esto que te estoy contando tiene todo el sentido.

★

A medida que vayas creando tu panel visual con los retos y objetivos que te gustaría alcanzar, verás que, como por arte de magia, esas cosas que tan difíciles de conseguir parecen van saliendo poco a poco como topos de su madriguera.

¿No me crees? Solo hay una forma de comprobarlo…

ECOLOGÍA EMOCIONAL

Ey, colibrí, ¿cómo lo llevas? No malgastes energías que aquí viene el siguiente reto que hizo Flora, donde se convirtió en ecologista de sus propias emociones. *What?* Lo que oyes, Mari Pili.

El temita aquí fue cómo nuestra artista ecoactivista logró identificar los pensamientos negativos que contaminaban su mente y reciclarlos en forma de pensamientos positivos y saludables. Es fácil decirlo, pero al hacerlo la cosa cambia. No te preocupes, es posible.

Flora, la intrépida exploradora, con todas esas ideas que siempre estaban revoloteando en su cabeza, llegó a un punto en el que necesitó reflexionar sobre algunas cosas antes de seguir adelante con sus proyectos. Había momentos en los que la explosión de ideas la atormentaba y, aunque estaba llena de ganas e ilusión, el vértigo se apoderaba de ella ante la posibilidad de no poder hacer todo como le gustaría.

Fue entonces cuando empezaron a asomar los miedos e inseguridades. Esos pequeños monstruos que no dejan de fastidiar y que se adhieren a nuestros pensamientos como una canción pegadiza, pero que en este caso ni nos gusta ni queremos escucharla más.

Habló con algunos amigos, pero, lejos de apoyarla, lo que hicieron fue incrementar esos miedos y añadir otros nuevos. Esas cosas a veces pasan y es un rollo en forma de bollo, colega. Así que Flora hizo una pausa, se detuvo y se dio cuenta de que ne-

★

cesitaba hacer algunos ajustes necesarios en su cabeza antes de seguir con su vida.

Sacó el cuaderno mágico que siempre llevaba consigo —no es que tenga poderes, pero le ayuda a conseguir cosas que parecen magia al plasmar sus ideas en él— y empezó a escribir todos los pensamientos negativos que rondaban por su cabeza. Aquí viene la genialidad. Atento, portento. En lugar de quedarse en la negatividad, decidió reciclar esos pensamientos para darles una nueva vida. Vio qué parte positiva podía sacar de ellos, por muy raros o negativos que fueran, para aprovecharlos y conseguir poder animarse con ellos. Y, ¡zas!, así nacieron los pensamientos positivos, esos pequeños héroes que iluminaron la mente despachando a patadas en el trasero a los pensamientos endemoniados, ¡ñi, ñi, ñi!

Ahora, mi pregunta es ¿y si lo intentas, Cere-bro con pintas? Cuando pruebes esta poderosa técnica, ¡te sentirás anímicamente imparable!

Primero, averigua qué pensamientos negativos andan rondando por tu mente. Luego, anótalos en tu propio cuaderno mágico y, como Flora, dales una vuelta para transformarlos en pensamientos positivos y llenos de buen rollo. ¿No te encantaría ver cómo esos pensamientos feos se convierten en algo poderoso y positivo?, ¿en energía limpia para levantarte el ánimo?

También puedes inventar tu propio mantra para reciclar esos pensamientos, como si una trituradora o compactadora de residuos se tratase. Podría ser algo así como «lo malo se va volando, lo bueno llega brillando» o «que la suerte buena fluya y la mala huya», y mi preferido, «mala onda fuera, buena vibra a mi

★

manera». No sé, lo que te funcione mejor, pero prueba a hacer uno. Te va a encantar.

¿Y Flora? Por supuesto que también tenía el suyo: «lo feo se evapora, lo superbello aflora» (a-Flora). ¿Lo pillas? A mí me parece magnífico. Esta chica es simplemente lo más.

Y ahora, mientras te sumerges en esta aventura de ecología emocional, mantén un registro de tus éxitos. ¡Cada pensamiento reciclado merece su lugar de honor en tu cuaderno! Observa cómo, día a día, tu bienestar emocional florece, como un jardín vibrante y lleno de vida.

A reciclar emociones y a llenar tu mundo interior de buen rollito.

Shanti!

EL JUEGO DEL AUTODESCUBRIMIENTO

¿Te sigo contando?

Aquí viene otra movida muy guapa que hizo Flora Inkspire y a la que llamó el juego del autodescubrimiento. Prepárate para un viaje divertido y revelador ¡porque podrías diseñar un juego de mesa que te ayude a descubrir tus fortalezas y talentos! Coge los dados y fichas porque esto se va a poner emocionante, cerebro pensante.

Flora estaba «sembrada» cuando se le ocurrió este reto. Sembrada porque, además, le gustan las plantas y flores, que también se siembran. No me hagas explicar los chistes malos, por favor. Como iba diciendo, no solo quería explorar su propio ser, sino también compartir la experiencia con los demás. Así se convirtió en una diseñadora de juegos improvisada y creó uno alucinante lleno de desafíos y preguntas que guiaba hacia un emocionante mundo donde el objetivo era conocerse mejor.

Imagina un tablero lleno de casillas que representan distintas facetas de tu personalidad y desafíos que te empujen a salir de tu zona de confort. Flora incorporó tarjetas con preguntas que la hacían reflexionar sobre sus habilidades y fortalezas ocultas. ¿Te atreves a crear el tuyo?

Flora diseñó tarjetas que invitaran a compartir anécdotas sobre sus mayores logros, a describir situaciones que la hacían sentir orgullosa y a revelar aquellas habilidades que consideraba su mayor tesoro. Cada turno era una posibilidad para darse a conocer y conocer más a sus amigos. Al principio costaba un

★

poco, por eso Flora tuvo en cuenta en el diseño introducir aleatoriamente algunas pruebas y desafíos que ayudaran a romper el hielo.

Algunos consistían en dibujar símbolos que representaran las metas y aspiraciones del jugador o actuar escenas que demostraran su personalidad. ¿Te imaginas a tus amigos y familiares haciendo mímica para describir su mayor logro? ¡Las risas vienen solas, como olas!

Pues eso, Pilimili, el reto para ti es crear tu propio juego, aunque yo que tú le pondría un nombre más grandioso, no sé, algo así como *Rutas chifladas hacia el alma,* o algo más internacional para jugar con gente de todo el mundo y conocer otras culturas, *El freak show de tu interior.*

Utiliza tu creatividad para diseñar un tablero vibrante, tarjetas emocionantes y desafíos que te inspiren a ti y a los tuyos a explorar vuestras propias fortalezas y talentos.

¡Vamos! Deja que la creatividad fluya y que la diversión se apodere de ti. ¿Quién sabe?, podría convertirse en tu juego favorito de todos los tiempos.

¡A diseñar, cerebriqui!

★

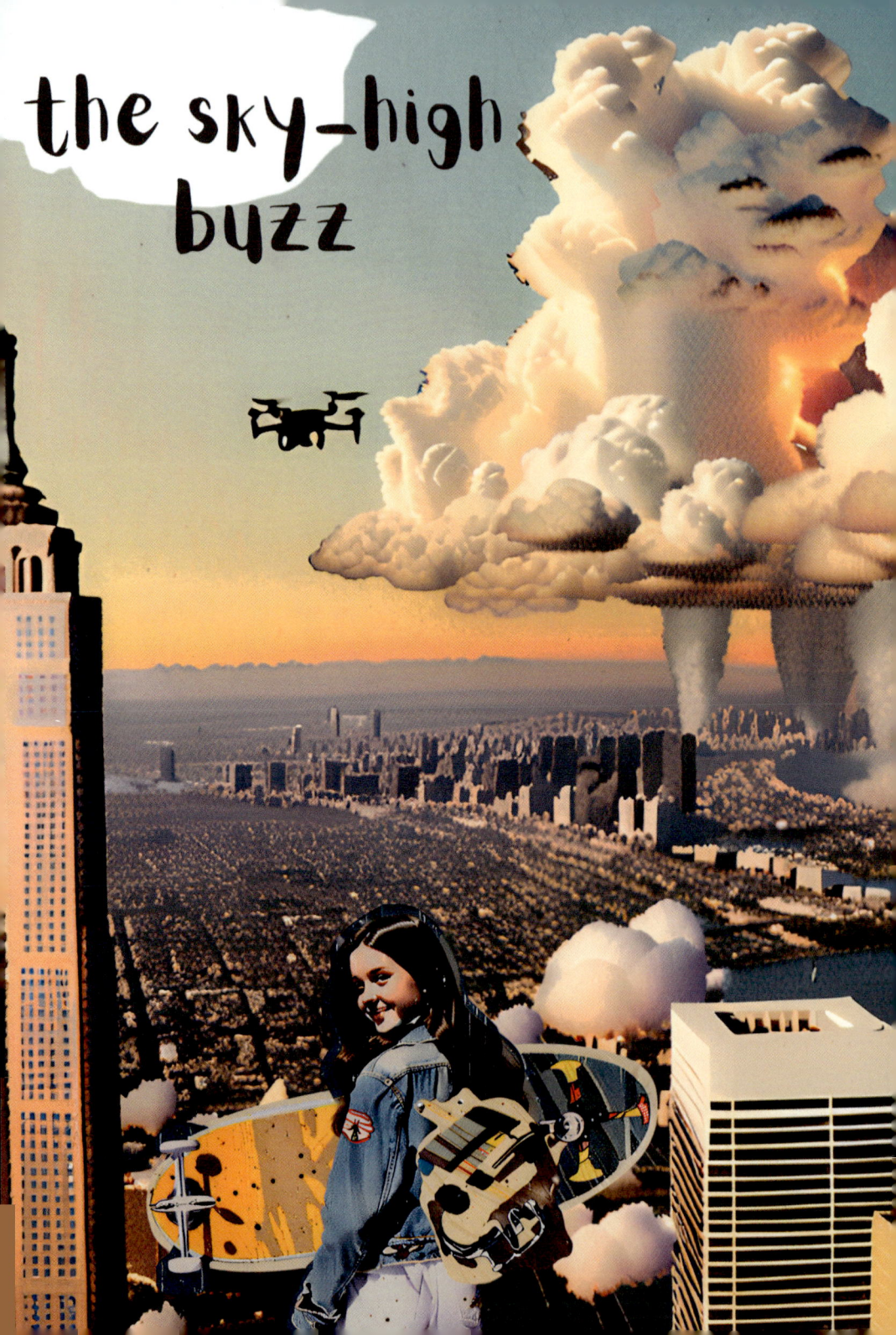

CAPÍTULO II

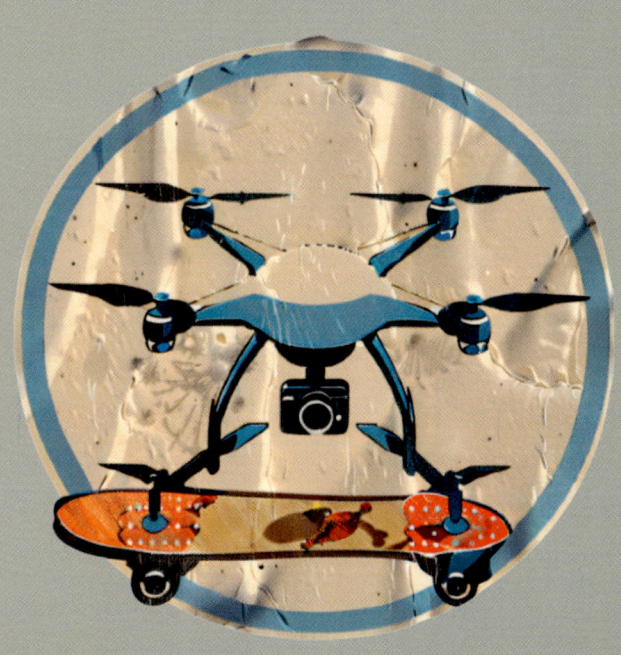

L.A. DRON

¿Seguimos con la presentación del equipo, figura?

Aquí llega un nuevo miembro de la banda. Mientras lees esto, es posible que ella ya te esté observando. Espero que te hayas puesto tu cami favorita para salir bien en sus vídeos. No temas, ella suele verlo todo con su dron. Antes de enrollarme, te la voy a presentar.

L.A. Dron es un auténtico espíritu aventurero, un culo inquieto que necesita nuevas experiencias todo el rato. Su cabello parece como si la mismísima noche se posara en su cabeza. Sus ojos, del color del océano Pacífico, siempre miran llenos de brillo gracias a la chispa de su curiosidad. Viste ropa *vintage,* ese tipo de ropa que molaba hace unos años, pero que muy pocos se atreven a ponerse hoy en día. Ella huye de las modas: pantalones viejos desgastados y algún que otro tatuaje —temporal, para no aburrirse viendo siempre el mismo—, que le recuerda a las tribus de alguno de sus viajes.

Se mueve en *skate.* Parece que esta chica nació con ruedas debajo de los pies. Hay gente que dice que la han visto andando. ¿Tú les crees? Yo tampoco. Como siempre suele decir, hay que mantener el equilibrio. Y lo aplica en todo, hasta moviéndose por la ciudad.

La gente suele odiar las cuestas, pero L.A. Dron entiende que una cuesta arriba hoy es una gran cuesta abajo para bajarla

★

en su patinete mañana. ¿Y qué quieres que te diga? A mí me encanta esa filosofía de vida.

Consigue todo lo que se propone. Si algo se le mete entre ceja y ceja, no va a parar hasta conseguirlo. Así que, si un día se propone que hagas algo guay, relájate y disfruta del viaje, porque nada la va a parar hasta convencerte.

Si no sabe de algún tema, lee, observa e investiga. Indaga y explora sobre aquello de lo que pueda obtener información valiosa. Utiliza su dron para capturar ideas e inspiración de aquellos que se duermen en los laureles intentando hacer realidad sus proyectos. Igual esto suena un poco cruel, pero, en realidad, lo hace por una buena causa. L.A. Dron se ha propuesto que todo el mundo cumpla sus sueños. Si observa que alguien procrastina o deja pasar oportunidades, cogerá prestada esa idea y tratará de hacer todo lo posible para que se haga realidad. Ella lo llama hacer una pequeña «dronación». A veces incluso monta algún *crowdfunding* y dona los beneficios de las ventas de las ideas a proyectos de investigación.

No nos olvidemos de su ejército de seguidores en redes sociales. Ellos se denominan a sí mismos *droners*. Siempre miran al cielo con la esperanza de ver el dron cerca.

¿Quieres volar tan alto como ella? Pues no te pierdas las locuras y proyectos que han hecho de L.A. Dron una auténtica cere-Bro.

Y si tienes algún proyecto en mente que llevas tiempo aplazando mira por la ventana porque seguramente te esté viendo con su dron.

¡Sonríe!

ATTENTION PLEASE

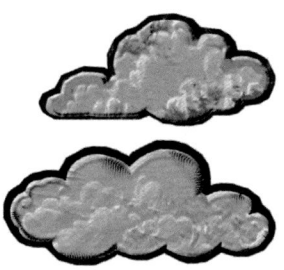

Antes de contarte las ideas de la próxima cerebrito, quiero que sepas que ella siempre las lleva a cabo con mucha mucha responsabilidad. Antes de hacer todos estos proyectos con su dron, se informa de lo que puede hacer con él y lo que no en los diferentes entornos. También se asegura de que sus nuevos drones pesen menos de doscientos cincuenta gramos y nunca lo vuela a más de veinte metros para poder celebrar sus proyectos siempre dentro de la legalidad. Una vez dicho esto, ahora sí que sí, colega, te cuento la primera genialidad de L.A. Dron. Hélices a punto. ¡Despegamos!

★

EXPLORANDO EL CIELO

¡Hola, proyecto de *droner*! Aquí viene un reto que te va a hacer sentir en las nubes, literal.

¿Estás *ready* para despegar y explorar desde las alturas? L.A. Dron te ha dejado un desafío que te guiará para descubrir los lugares más intrigantes desde el aire. ¿Te apuntas?

Una de las cualidades que L.A. Dron tiene desde niña es su curiosidad. Empezó haciendo preguntas de lo más interesantes y poco a poco descubrió que podía darles respuesta ella misma gracias a la ciencia y la investigación.

En su duodécimo cumpleaños, sus amigos le regalaron un dron. Así fue como se convirtió en una exploradora del aire, ya que desde allí podía verlo todo con una perspectiva nueva y superamplia. Sus amigos no lo sabían, pero en ese momento cambiaron su vida.

A través de ella, te animo a que sigas sus pasos y diseñes un proyecto de investigación utilizando tu propio dron o el de alguno de tus colegas. No suena mal, ¿verdad?

Primero, elige un lugar que te resulte intrigante. Puede ser un parque, una ciudad, una playa o incluso tu propio vecindario. La clave es que haya algo especial que quieras descubrir desde una perspectiva única: el cielo.

Después, tienes que diseñar tu plan de vuelo. L.A. Dron siempre dice que un vuelo con creatividad siempre te dará puntos de vista interesantes, así que no tengas miedo de explorar diferentes ángulos y movimientos. Piensa en las capacidades de tu dron y cómo puedes utilizarlas para obtener los datos más sorprendentes. ¿Hay alguna característica única en el terreno?, ¿algún patrón interesante que solo se aprecie desde arriba?

Para llevar a cabo tu proyecto, puedes emplear aplicaciones informáticas que te permitan observar y recopilar datos de manera eficiente. El mundo de la tecnología está ahí para ayudarte a descubrir todos los secretos que el aire puede guardar.

Imagínate sobrevolando el lugar que hayas elegido, capturando imágenes impresionantes y recopilando información valiosa. ¿Qué historias podrías descubrir desde las alturas? Recuerda que, como el o la *droner* que a estas alturas ya quieres ser, tu misión es explorar y compartir esos secretos con el mundo. Una vez completado tu proyecto, puedes presentar tus descubrimientos de manera creativa. Podría ser un informe detallado, una presentación visual o incluso un pequeño documental. La clave es compartir la emoción de explorar desde el cielo y mostrar lo increíble que puede ser el mundo desde esa perspectiva única.

Así que, cerebrito aéreo, prepara tu dron, diseña tu plan de vuelo y lánzate a la aventura de descubrir los secretos desde las alturas. Explora y comparte todas esas maravillas sin descubrir.

¡Manos al aire, *droner*!

★

VIAJEROS DEL TIEMPO: DESCUBRIENDO EL PASADO

¡Qué pasa, Cerebro con guasa! ¿Listo para descubrir el nuevo reto de L.A. Dron? Prepárate para viajar en el tiempo sin necesidad de máquinas ni historias. Bueno, historias sí, ¡y muchas!

A esta chica no tardaron en ponerle el apodo de L.A., Luna Aventura. Se pasaba horas explorando lugares que grabar con su dron para luego hacer montajes documentales sobre los restos arqueológicos de esas zonas. Era como vivir la historia a vista de águila desde el cielo. Aprovechaba la oportunidad de recoger imágenes de su casa, de su escuela y hasta de su academia de baile —a la que, por cierto, odiaba ir—. En uno de esos vuelos, L.A. Dron descubrió en la azotea del edificio de su academia una cafetería pequeña y acogedora cuyo dueño era de origen japonés. Hizo *zoom* y pudo ver hasta el surtido de especialidades en la carta, ¡*mochis*! Este postre le encantaba desde que su padre, en un viaje de trabajo a Okinawa, pudo traerle una caja que compró en un mercado típico y le enamoraron al primer bocado. La expresión que tuvo al morderlo por primera vez fue «oh, baby, esto está diablo». Desde entonces, cada jueves después de la clase, su madre y ella le daban al botón de la A en el ascensor y subían juntas hasta el ático del edificio para ver en el escaparate de la pastelería las nuevas recetas de pastelitos que el dueño de la tienda había preparado. No todos los días compraban, pero cuando su madre estaba de buen humor llevaban unos cuantos a casa y los desayunaban todos juntos al día siguiente. Planazo de viernes para terminar bien la semana. Así fue como, por arte de magia, ir a clase de jotas montañesas se convirtió en toda una alegría en lugar de un suplicio. Además, cada vez que subían a comerse unos *mochis,* entablaban conversación con el dueño de origen japonés, Yasuke Moto. Este hombre de pequeño tamaño hacía los mejores postres con sus manos y, de vez en cuando, su sobrino Tono Moto, al que también conocerás, le echaba una mano para hacer los repartos por la ciudad con su Vespa.

¿Te has dado cuenta? L.A. Dron no desaprovecha ningún viaje. Lo primero que hace al bajar del coche o el bus cuando se mueve de un lugar a otro es sacar de su mochila el *skate* y poner en marcha su pequeño robot aéreo. Lo lleva siempre con ella, es como un pirata con su loro sobre el hombro. Esto es algo curioso porque Luna Aventura suele cansarse de las cosas muy rápido. Ella es de esas personas a las que, a veces, les cuesta mucho tener ilusión e interés durante mucho tiempo por alguna cosa, *hobby* o actividad. Lo que tenía con su dron era diferente. Sentía una conexión especial y pronto se dio cuenta de que gracias a este pequeño pájaro robotizado la exploración de cada rincón del planeta no tenía límites.

Así nació años más tarde, su proyecto para la clase de Historia en Bachillerato: investigar y recrear el pasado de su ciudad a través de imágenes, documentos y datos. ¿El resultado?: un emocionante vídeo que mostraba las diferencias y avances de su ciudad a lo largo del tiempo. El trabajo de Luna lo partió tanto que su grupo se fue de viaje de fin de curso a conocer Egipto, como premio en el Festival Internacional de Historia, en los Países Bajos.

★

¿Entiendes ahora por qué me encanta esta cerebrito? Su pasión por explorar nos ha inspirado a todos a sumergirnos en la historia de nuestros destinos históricos favoritos. ¡Bravo por Luna!

Lo primero que puedes hacer si te mola la idea es seleccionar un destino histórico que te apasione. Podría ser un castillo medieval, una ciudad antigua o cualquier otro sitio que despierte tu interés.

Con el destino en mente, ya puedes recolectar imágenes, documentos y datos que te permitan reconstruir visualmente el pasado de ese lugar. Te animo a sumergirte en bibliotecas, archivos digitales y cualquier fuente que te ayude a armar el rompecabezas. Imagínate presentando el proyecto a tus colegas. Siguiendo la filosofía de L.A. Dron, consigue que tu investigación cobre vida. Podría ser un vídeo documental interactivo, una exposición virtual o incluso una experiencia de realidad aumentada que permita a la gente sumergirse directamente en el pasado.

Ahora bien, ¿qué tal añadir un toque de magia? También puedes crear un juego de *Escape* temático relacionado con tu destino. Imagínate con tus colegas explorando las estancias de un castillo medieval mientras resolvéis enigmas del pasado. Y, para darle un giro aún más emocionante, podrías proponerles una noche de cine al aire libre donde juntos podáis ver el vídeo que hayáis creado. Un buen cubo lleno de palomitas y ¡a disfrutar de una velada bajo las estrellas mientras el pasado cobra vida en la pantalla! Uehhh.

★

DRONTECTIVES DE LA SELVA

Ey, ¿aún sigues por aquí? Pues te voy a contar la movida espectacular que se marcó L.A. Dron, la reina de las aventuras. Esta genia, después de petarlo con sus viajes, decidió darle un giro a la exploración del mundo. Te va a flipar.

Resulta que el éxito de L.A. Dron la llevó a meterse de lleno en el mundo de la naturaleza. Cuando llegó el momento de elegir qué estudiar, ¡la elección fue cristalina! Quería ser una científica de la naturaleza moderna. Ya sabes, viajar por el mundo, explorar lo nunca explorado y descubrir secretos ocultos.

Entre tantos viajes, Luna decidió compartir los momentos más épicos en sus redes sociales. Su perfil fue un hitazo, ¡uno de los blogs más visitados de Europa, chavalada! Poco después, gente de todo el globo empezó a escribirle, flipándolo con sus viajes. Un día, la Universidad Nacional de Australia se cruzó en su camino. Luna se unió a su equipo de investigación en uno de sus programas de ciencias naturales y conservación. Ahí descubrió los secretos más asombrosos de la biodiversidad del planeta.

Pero eso no fue suficiente para nuestra intrépida aventurera. Se le ocurrió que cada viaje fuera una encrucijada para sus seguidores. ¿Te imaginas una jungla virtual? Luna diseñó un lugar lleno de secretos y objetos ocultos como si fueran *Easter Eggs* en un videojuego y dejaba que sus seguidores los descubrieran. Un desfase, ¿verdad? Pero escucha, que aquí viene lo mejor: utilizaba su dron para explorar y resolver misterios en su propia selva virtual. Sus seguidores eran como auténticos detectives. Me están entrando ganas hasta a mí… Cada giro en la jungla virtual era como sumergirse en un mundo lleno de descubrimientos.

Pero espera, esto no es un juego. Luna no solo exploraba selvas virtuales, también se zambullía en la naturaleza real. Utilizaba su dron para estudiar y documentar la biodiversidad en áreas naturales cercanas. L.A. Dron se armaba con su dron y, *voilà!,* la incursión se ponía en marcha. Sus informes de investigación eran como mapas del tesoro, llenos de detalles sobre flora y fauna. ¡Descubrimientos sorprendentes por doquier!

Así que, figura, si te pirra la idea de ser un drontective de la selva, sigue leyendo las aventuras de L.A. Dron. ¡La emoción de explorar y descubrir está a solo un dron de distancia! Esto sí que es volar alto, ¿no crees?

★

SKATEBOARD DEL FUTURO: DISEÑO RADICAL

¡Agárrate fuerte, que voy!

L.A. es el acrónimo de la ciudad de Los Ángeles, California. ¡Igual que Luna Aventura! Me parece lo más de lo más.

A lo que voy, todo esto porque California, además, es la cuna del *skate* y la tierra donde los patinadores danzan sobre ruedas y los sueños toman vuelo. L.A. Dron, apasionada por su *hobby* favorito, lo sabía. Un buen día decidió que era hora de llevar las acrobacias a nuevas alturas, literalmente. La visión de esta intrépida deportista no se conformaba con el suelo; quería elevarse por los cielos sobre su tabla, dando forma a un sueño donde la complejidad tecnológica del dron y la simplicidad de una tabla de madera con ruedas se fusionaran. Y así, con ese anhelo, nació la innovadora maravilla que ella misma bautizó como Futurerobot Megadroner: una tabla futurista destinada a desafiar las leyes de la gravedad y transformar por completo el mundo del *skateboarding.*

Primero, probó en papel delineando las ideas que le iban viniendo a la cabeza. Después, hizo varios diseños usando ese mismo papel —ella siempre reciclando—, cortándolo y doblándolo a su antojo hasta que tomó la forma deseada.

Cuando ya tuvo unos cuantos terminados, pasó a la siguiente fase: el prototipado. La verdadera magia comenzó cuando 3Decas, un virtuoso de la impresión 3D y compañero de hazañas de Luna que conoció durante su estancia en Estados Unidos, se

★

unió a la ecuación. Juntos dieron vida a este auténtico hito en la evolución del patín tradicional.

El Futurerobot Megadroner no era un patín flotante cualquiera. Más allá de conquistar el asfalto y retar la altura de los rascacielos, llevaba incorporado un elemento revolucionario: un sistema de sonido espectacular. ¿Puedes imaginar deslizarte por el aire al ritmo de tus trucos con una banda sonora personalizada? Es la fusión perfecta entre deporte extremo y experiencia musical.

Y eso no es todo, colega. L.A. Dron y su inseparable aliado añadieron un toque inesperado a esta maravilla: un sistema holográfico que proyectaba imágenes y luces mientras realizaban sus trucos. Era como patinar en su propia película futurista, una experiencia que llevaba la experiencia «skatera» a otro nivel. Esta tabla del futuro no solo cambió la forma en que se percibía el *skateboarding,* sino que también marcó el inicio de una nueva era de deportes extremos y tecnología integrada. Con su creatividad, L.A. Dron y 3Decas elevaron este deporte a dimensiones insospechadas.

Ahora, te animo a conocer a otras bestias cerebrales, figuras amantes del asfalto y troncos audaces, para elevar este reto a nuevas alturas. ¡Es hora de volar alto con el Futurerobot Megadroner! ¿Te atreves a crear el tuyo junto con tus colegas?, ¿qué elemento loco e innovador incorporarías a tu medio de transporte favorito?

★

SOBREVOLANDO 360°

Te voy a contar la historia de Luna y su nueva ocurrencia. Esta intrépida curiosa y llena de energía empezaba cada día agradeciendo todo lo que tenía y la emoción que le inspiraba.

Una mañana, mientras descendía a toda velocidad en su nuevo patinete, la adrenalina —o lo que ella llamaba «adronalina»— le vino un chispazo creativo. «*¡Puka Hā'ole!*», gritó con entusiasmo. ¿Qué significaba eso? Tranqui, portento, que te lo cuento.

Este grito de paz —que no de guerra— lo utilizaba a modo de mantra inspirador y generador de energía positiva. Para ella significa 'apertura en el aire', una mezcla de lenguaje hawaiano que sugería «ir o viajar a algo más allá de lo común o tradicional». Nuestra ingeniosa *droner* se lo inventó uniendo palabras que sabía y otras que simplemente le sonaban de lujo. Este mantra fusiona la idea de abertura con el elemento aire. «*Puka Hā'ole*» evoca la imagen de una entrada mágica en el cielo, conectando con la idea de un portal en el aire y añadiendo un toque de misterio y aventura a través de la referencia a lo no convencional. L.A. Dron le dio incluso un sentido etimológico y ella misma redactó su significado anhelando que, en algún momento, alguien incorpore este nuevo concepto en el DRAE. Este grito, que atraía las miradas de los más curiosos cuando lo lanzaba por los aires directamente desde sus pulmones, con la fuerza de un huracán, marcaba el inicio de sus ideas más brillantes.

En una de estas epifanías, Luna se dio cuenta de que quería compartir aún más sus experiencias con sus seguidores. ¿Cómo? Muy fácil, cerebrito: creando una experiencia de viaje en el tiempo virtual, ¡algo así como un portal mágico en el cielo! Usando la última tecnología de realidad virtual, Luna recreaba con detalle la arquitectura, moda y estilo de vida de distintas épocas, haciendo que la historia cobrara vida ante sus ojos.

Pero ¡un momento, coquito acelerado! No se trataba solo de mostrar el pasado: Luna Aventura quería que la gente sintiera la emoción de viajar en el tiempo. Con su grito mágico, *Puka Hā'ole*, cada experiencia era como un agujero en el aire transportando a sus seguidores a lugares y momentos que solo habían visto en libros de historia. Imagina subirte al patinete de Luna y, de repente, estar en pleno Renacimiento italiano o en la elegante corte francesa del siglo XVIII. ¿Te suena a locura? Pues es la magia que Luna quería compartir. La sensación de pasear por calles emblemáticas, codearse con personajes ilustres y sumergirse en la cultura de cada época, ¿quieres saber cómo lo consigue?

Cada vez que tiene clara en su cabeza qué etapa, escenario o situación histórica quiere recrear, hace lo siguiente:

★ Explora sitios web como Pixabay o Unsplash para encontrar imágenes de alta calidad y para sonidos visita sitios como FreeSound.org.

★ Para dibujar en 2D, utiliza herramientas simples en línea como Sketchpad o Aggie.io, que le permiten dibujar y pintar digitalmente de manera fácil. Para crear

★

maquetas físicas, utiliza materiales comunes como plastilina, cartón o papel maché.

★ Una vez que tiene sus dibujos, utiliza herramientas gratuitas como GIMP o Krita para editar y mejorar sus dibujos en el ordenador. Para crear modelos 3D, utiliza Tinkercad, una herramienta en línea sencilla y gratuita para diseñar modelos tridimensionales, o Meshy.ai, un programa que utiliza la inteligencia artificial para crear personajes en tres dimensiones. Cuando quiere escanear un modelo que ha creado con algún material en 3D, utiliza la herramienta AI Scanner de Makerworld.com.

★ Para decorar el mundo virtual con sus dibujos digitales ya listos, utiliza herramientas como Blender o SketchUp Free, para crear y decorar escenarios tridimensionales. Estas herramientas le permiten aplicar texturas, agregar detalles y personalizar su mundo virtual.

★ Una vez que crea su mundo virtual, usa herramientas *online* como Mixamo o ActorCore para animar a sus personajes. Para agregar sonido, utiliza editores de audio en línea como Audacity o herramientas de mezcla de sonido como Soundation.

★ Finalmente, prueba su proyecto de realidad virtual, utilizando visores de realidad virtual como Google Cardboard y carga su proyecto en plataformas de visualización en 3D en línea.

Luna quería que todos experimentaran la emoción que ella sentía cada día. Así que prepárate para dar un salto cuántico en el tiempo, porque con Luna la historia deja de ser solo pa-

★

labras en un libro y se convierte en una aventura que puedes vivir en primera fila.

¿Te animas? Solo tienes que gritar «¡*Puka Hā'ole!*».

FUTUREDES

¡Hola, Cerebro con patas! ¿Te cuento?

Luna, en su habitual estado de empanamiento, estaba más enfrascada en la búsqueda de su próxima aventura que un torbellino en una feria de libros usados. Tras meses elucubrando cuál sería la próxima ocurrencia que lanzarles a sus seguidores, un relámpago de inspiración la sacudió como si fuera un tentetieso.

Y así, sin más, desató la tormenta en sus redes sociales con este comentario: «¡Queridos *followers,* bienvenidos al año 2112!». Su mensaje, una mezcla explosiva de misterio y de absurdidad, resonó como el estruendo de un cohete en un cielo tranquilo. Fue un desafío que dejó a sus seguidores con la boca abierta. Luna los retó a liberar su imaginación y pintar un lienzo del futuro de la comunicación. ¿Te imaginas compartir tus hazañas con el mundo en el siglo XXII? Luna encendió el fuego del debate con preguntas tan profundas que podrían hacer tambalearse hasta a los algoritmos más avanzados.

Propuso algunos ejemplos, como «¿qué tal si pudiéramos transmitir nuestras experiencias directamente desde nuestros propios ojos? Visualiza un dispositivo incrustado en tus gafas que graba todo lo que ves y lo proyecta instantáneamente en una plataforma holográfica para que tus amigos puedan sumergirse en tu realidad, ¡como si estuvieran contigo en una aventura intergaláctica!».

★

Otra idea que surgió fue «¿y si desarrollamos nanobots astutos que puedan crear una versión en miniatura de ti mismo en la nube? Estos miniautónomos podrían ejecutar las tareas más aburridas de tu día a día mientras tú interactúas con tus seres queridos y os embarcáis en otras aventuras».

¿Y qué opinas sobre reinventar por completo la conexión con el reino animal? ¿Te imaginas un collar traductor que convierta los ladridos de tu perro en mensajes de texto, o un dispositivo que te permita hablar con los pájaros y entender sus canciones como si fueran *hits* de las listas de éxitos humanas?

Estas son solo algunas ideas descabelladas y geniales que surgieron a través de la plataforma.

Luna desafió a sus seguidores a liberar su creatividad como un ciclón. Desde dibujos hasta vídeos que mostraran su proceso creativo, les instó a abrir las compuertas de sus mentes inspiradas.

Y tú, ¿qué ideas sobrevuelan tu cabeza mientras lees estas líneas? ¿Qué emocionantes aventuras crees que nos aguardan en el siglo XXII?

★

let's add a little bit of noise to the mix!

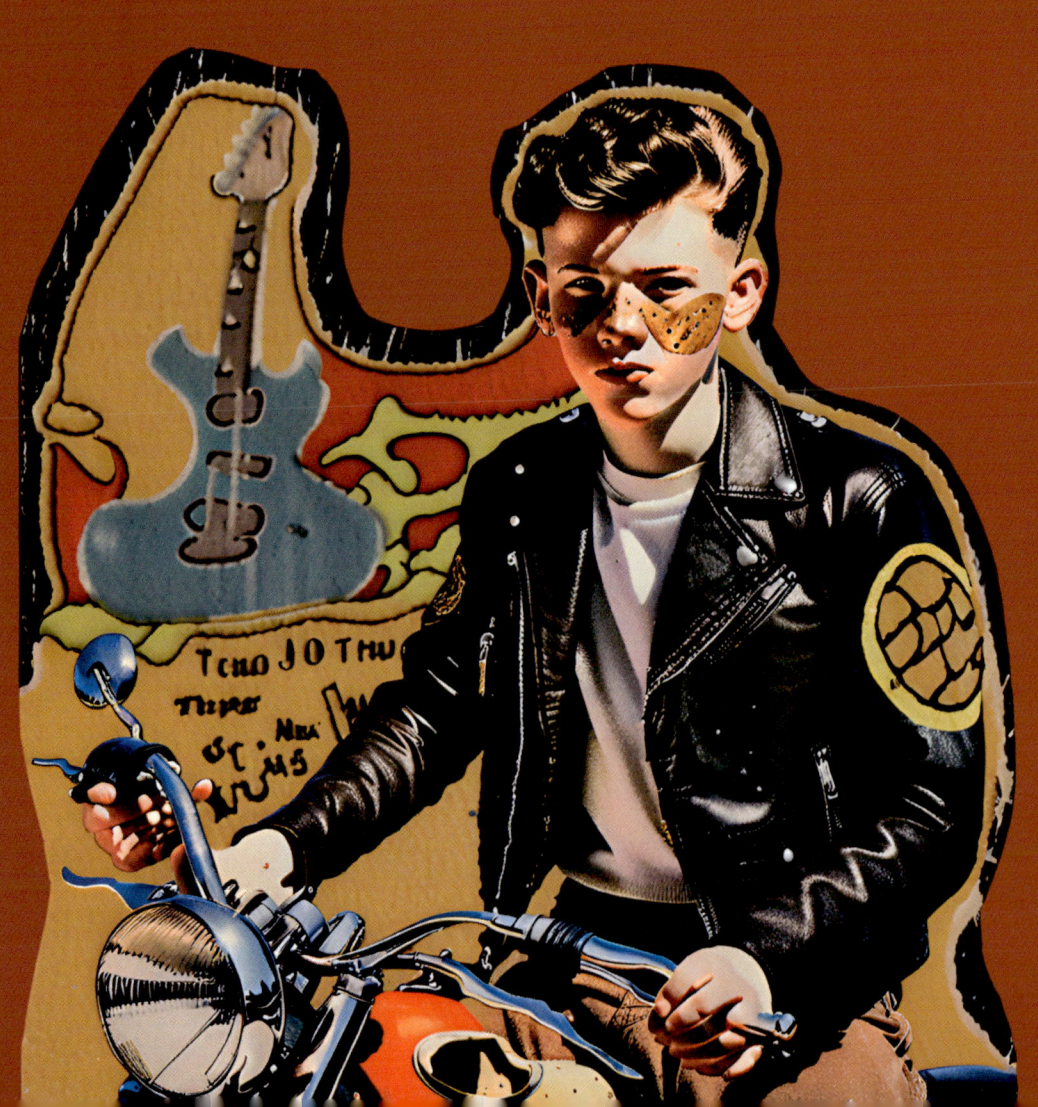

CAPÍTULO III

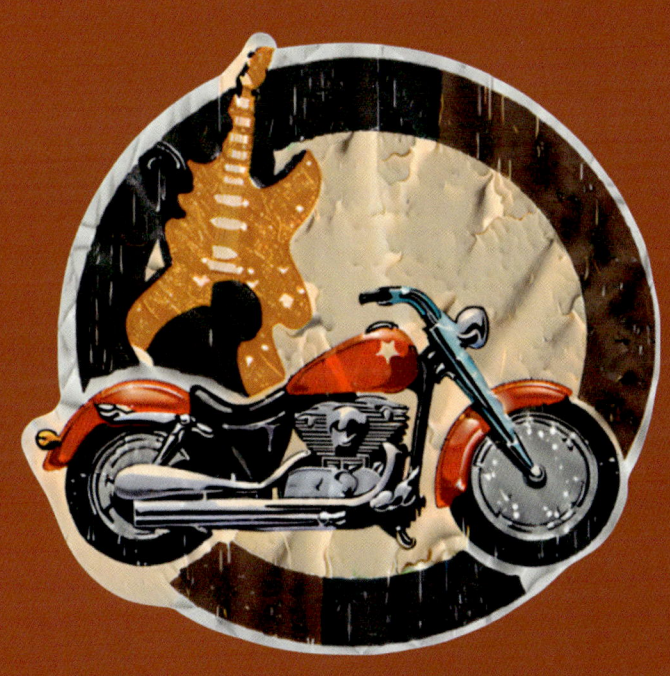

TONO MOTO

¿Cómo va eso?

Escúchame bien, que la cosa se va poniendo más seria. El siguiente ingrediente de esta receta de cerebritos es un tipo bastante peculiar. Se llama Tono Moto y es un chiflado de la música *rock,* las motos y el judo.

En cuanto hablamos de él, ya podemos oír el potente sonido de su guitarra, única en el mundo porque está hecha con piezas de moto recicladas. Imagina cómo ruge esa bestia.

Tono Moto irradia energía, creatividad y ganas de revolucionar el cotarro. Tiene una sonrisa pícara que acompaña siempre con una mirada traviesa que esconde en sus conciertos detrás de sus gafas de sol.

Tiene un sentido del humor único y un poco ácido. Le gusta jugar al límite de lo absurdo y le encantan los chistes malos.

De pequeño solía tomarse la vida más en serio, pero se dio cuenta de que no tenía sentido hacerlo. Ahora la vive como si fuera un punteo de guitarra o una ruta en moto por carretera. Disfruta del camino dejándose sorprender por la siguiente curva o nota musical que se encuentra en su vida. Y eso le hace sentirse más vivo que nunca.

¿Que qué os puedo contar de su grupeto de música? Se llaman a sí mismos Banzai Bonsai y son una pandilla de locos que se lo pasan de muerte sobre el escenario. Cada concierto es como una tormenta de sonidos extravagantes y pegadizos que consiguen llenar los locales y salas donde la gente siente la música. ¡No paran de mover la cadera al ritmo de sus tonos desenfrenados!

Tono Moto y su banda donan todo el dinero que ganan para combatir la contaminación acústica en las ciudades. Sí, estos tarados combaten el ruido con música atronadora y es una pura genialidad. Su lema es «si no puedes con tu enemigo, únete a él».

Pasemos a su otra afición: el judo. ¿Te parece raro? Cuando alguien tiene esa energía, créeme que el judo es el mejor antídoto para calmar la bestia interior. El judo combina actividad física, disciplina y respeto. Para Tono Moto, este deporte es como un catalizador de toda esa energía desbocada que le persigue. Y, créeme, funciona.

«Judo» en japonés significa 'camino hacia la flexibilidad' y eso es lo que hace Tono Moto al intentar ser más flexible física y mentalmente. Pero cuidado, que no es un santo. Las bromas a sus compañeros de *dojo* son una parte de su menú diario. No se libra ni uno cuando están en el tatami.

Afina tus neuronas, prepara tu músculo cerebral y déjate llevar por tu lado más rebelde, musical, creativo y ágil. Las chaladuras de este personaje te podrían inspirar a crear cosas increíbles y fuera de lo común.

¡*Hajime!*

★

Rock and Robot

¿Cómo? ¿Que quieres más? Pues atento, Cerebro, que te lo cuento.

A partir de ahora fíjate bien en esta cara tan única y deslumbrante, porque la vas a ver en todas partes: marquesinas, vagones de metro, sudaderas de algún mayor del insti, revistas de *rock* y hasta en autobuses paseando por el centro de la ciudad. ¡Sí, es él! El inigualable y alucinante Tono Moto, uno de los artistas más famosos de nuestro país y, si me apuras, del universo entero. Hace poco dio un concierto benéfico en una sala superfamosa de Fukoaka, ¡menudo *crack*!

Cada 28 de octubre —graba esta fecha en tu chorbiagenda— se celebra mundialmente el Día del Judo, y Tono Moto, en honor a su deporte favorito, saca su increíble arsenal de instrumentos y se dispone a tocar para quien quiera escucharle. ¿Dónde? En cualquier rincón del mundo: Papúa, Islas Feroe, Baréin, Uzbekistán, Belice… Lugares tan exóticos como sorprendentes están en su lista de destinos favoritos.

Pero espera, que aquí viene lo realmente flipante. Tono Moto no reproduce melodías con instrumentos aburridos y convencionales. ¡En absoluto! Sus creaciones nacen de los sueños más excéntricos y alucinantes que tiene durante la noche. Justo en ese momento mágico, cuando la mente está a punto de apagarse y mucho antes de entrar en la fase REM, Tono Moto aprovecha esos minutos que son pura iluminación. Siempre tiene junto a su almohada una libreta garabateada

★

y se asegura de anotar cada chispazo de genialidad que le viene a la cabeza. No importa cómo quede registrada, lo importante es que la idea no se pierda.

Imagina la cara que pone cada mañana al despertar y revisar todo lo que se le ha ocurrido durante la noche. Hasta él mismo flipa en colores. Con tantas propuestas de instrumentos nuevos, Tono Moto decidió crear un perfil en las redes sociales donde expone todos sus bocetos. Muchos de sus seguidores se atreven a construir esos instrumentos —la mayoría hechos con retales de motos viejas— y otros, les dan un diseño aún más loco y atrevido.

Si pensabas que no podía ser más genial, hace poco empezó a meterle caña a la robótica, que aprendió en un curso *online*. Ahora, añade acoples a sus creaciones para grabar en directo directamente desde el instrumento. ¿Estudio de grabación?, ¡eso es para aburridos! A Tono Moto le encanta capturar los sonidos propios de cada ciudad donde actúa, creando canciones únicas que varían según el país o el ambiente donde toca con su banda. A veces, algún fan valiente se anima a hacer un solo con él y el resultado suele ser simplemente espectacular.

En algunos de sus conciertos, estos artistas regalan sus instrumentos a los asistentes y otras veces sus propios fans les regalan instrumentos a ellos basados en sus ideas y prototipos.

Y tú, ¿te atreverías a dar vida a alguno de estos bocetos? O, mejor aún, ¿se te ocurre alguno? Si te animas a componer un bombazo para tocar con ellos, me proclamo abiertamente tu fan número uno. Que empiece el conciertazo del siglo —aplausos y lluvia de confeti—.

¡Vamos, que el escenario es tuyo!

SAMURÁIS DE LA INNOVACIÓN

¡*Ciaito,* Brosito! Aquí va un desafío que te hará viajar en el tiempo y todo lo que sea viajar siempre nos va bien, ¿sí o no?

Ya te he contado sobre la increíble capacidad de Tono Moto para crear y diseñar instrumentos nuevos, pero si crees que esa es su única pasión no estás en lo cierto, *baby.*

A Tono Moto le encanta crear instrumentos, tocar con ellos, componer música y hacer vibrar al mundo con sus melodías. Su ambición y curiosidad no se detienen ahí. Este tío es una fuente interminable de ideas brillantes.

Un buen día, mientras se estaba duchando —sí, en serio, la inspiración le llega en los momentos más inesperados—, tuvo una idea vibrante. Imagina la escena: Tono Moto rodeado de vapor y con la libreta a mano por si le surge la chispa creativa. Y, de repente, ¡bam!, se le ocurre un desafío que hará explotar la imaginación de todos sus seguidores: crear un instrumento inspirado en la tecnología samurái.

Los samuráis no solo eran guerreros, sino también maestros de la adaptación y la ingeniería. ¿Cómo podrías aplicar los principios samurái en una invención innovadora hoy en día?

Imagina un amanecer en el Japón feudal, el rocío sobre la hierba, el sonido de las espadas desenvainándose y los guerreros practicando sus movimientos con una precisión casi sobrenatural. Los samuráis eran mucho más que soldados: eran artistas de la batalla y filósofos de la vida. Sus armas y herramientas eran extensiones de su ser, creadas con un detalle y una maestría incomparables.

Ahora, intenta traer ese espíritu a la era moderna. ¿Qué podrías diseñar que capture la esencia de un samurái? Aquí van algunas ideas que subió aquel día a su perfil.

Ideó un instrumento musical que combinaba la elegancia de una catana con la precisión de un artilugio moderno. Dibujó una guitarra que utilizaba cuerdas de acero templado y un cuerpo inspirado en la curvatura de una espada samurái, con un sistema de afinación que se ajustaba automáticamente, como un arco *yumi*.

Tono Moto sabía que los samuráis llevaban siempre consigo pequeñas herramientas ocultas en sus armaduras. Además, eran maestros en la defensa. En una de estas, inventó un dispositivo pequeño, inspirado en las técnicas de defensa y ataque rápido, pero que utilizaría para defender a las personas de los ruidos atronadores. Diseñó un prototipo en forma de anillo que se desplegaba en un mini detector de decibelios y que alertaba a quien lo llevaba puesto cuando había demasiada contaminación acústica a su alrededor.

De sobra es sabido que los samuráis también eran conocidos por su dedicación al zen y la meditación. Le llevó varios meses de intentos fallidos y pruebas de todo tipo para crear un dispositivo moderno que le ayudara a alcanzar un estado de paz y concentración. Pensó en un aparato que emitía sonidos relajantes, inspirado en la calma de un jardín zen, ayudándole a centrarse y encontrar su equilibrio interior.

★

Tono Moto compartió su desafío con el mundo y sus seguidores no tardaron en responder, creando *gadgets* increíbles que rendían homenaje a la tradición samurái y, a la vez, completamente innovadores.

¿Se te ocurre alguna forma de fusión de lo antiguo con lo moderno? Piensa en cómo podrías crear algo tan único que dejara al mismísimo Tono Moto sin palabras.

¡Que el espíritu samurái te acompañe!

FUTURBIKES

Te voy a contar algo que va a hacer rugir tus neuronas.

Cansado de subir andando las cuestas que llegaban hasta su casa cuando volvía del instituto, nuestro protagonista, en vísperas de su cumpleaños, se planteó comprarse una bicicleta. Sin embargo, solo pensar en lo agotador que sería subir aquellas tremendas cuestas a lomos de una bici le hizo reconsiderarlo.

Justo en ese momento, pasó a su lado una motocicleta que dejó un rastro de humo negro en el aire. Tono Moto tosió y frunció el ceño, molesto por la contaminación. Una moto parecía la solución perfecta, pero aún no tenía edad para conducirla y el mantenimiento sería demasiado costoso, además de angustiosamente contaminante. ¿Costoso?, ¿contaminante? Entonces, surgió el «ajá» en su cabeza: ¡energía renovable!

En medio de esta vorágine de preguntas, decidió que lo mejor sería inventar su propio medio de transporte. Algo que le ayudara a llegar a casa más rápido, menos cansado, sin gastar ni un céntimo y sin contaminar la naturaleza, por supuesto.

Estas fueron algunas de las ideas que le inspiraron:

Primero pensó en cómo podría funcionar su motocicleta utilizando energía renovable: «¿Qué tal paneles solares integrados en el chasis que carguen una batería durante el día?, ¿o un sistema que convierta el viento en energía mientras te desplazas?».

★

Después, imaginó una motocicleta hecha de materiales reciclados y sostenibles. Podría usar fibra de bambú para el chasis o plásticos reciclados para las piezas menos críticas, haciendo su moto no solo verde en su funcionamiento, sino también en su fabricación.

Pensó: «¿Qué podría hacer a mi moto única?, ¿quizá un sistema de inteligencia artificial que optimice la ruta para ahorrar energía?, ¿o una pantalla holográfica que proyecte la información del tablero de mandos directamente en el casco? ¿Y por qué no incluir un sistema de autorreparación para pequeñas averías?».

Así surgió la idea de conectar su motocicleta a su *smartphone,* permitiéndole controlar y monitorear todos sus movimientos desde una *app.* «¿Qué tal un sistema de conducción autónoma para esos días en los que esté demasiado cansado para conducir?».

Por último, ideó la forma de hacer que el viaje en su moto fuera una experiencia inolvidable. «¿Asientos ergonómicos que se ajusten automáticamente a la postura?, ¿luces led que cambien de color según mi estado de ánimo? ¿Un sistema de sonido envolvente para escuchar música en alta definición mientras conduzco?».

Nuestro protagonista, con todas estas ideas en mente, se lanzó a diseñar su motocicleta del futuro. Utilizó su ingenio para combinar tecnología punta con sostenibilidad y pronto obtuvo un boceto de lo que sería el transporte más revolucionario de su generación. Cada detalle estaba pensado para ser eficiente, ecológico y espectacularmente chulo.

★

Ahora te toca a ti. ¿Aceptas el reto?, ¿podrías diseñar una motocicleta que no solo respete el medioambiente, sino que también redefina lo que significa viajar en dos ruedas? Piensa en cada aspecto, desde la fuente de energía hasta los detalles más pequeños que harán de tu moto una auténtica obra maestra del futuro.

¡Ya se oye! Por ahí viene tu buga de dos ruedas.

★

JUDO OPORTUNO

¿Qué hay, chuliguay?

Ya te he contado que a Tono Moto le da por crear y generar ideas en los lugares y situaciones más insólitos, pero no es por casualidad. Ten por seguro que, si lo intentas, te pasará lo mismo. Uno de los momentos en que se siente más inspirado es mientras practica deporte. Bueno, mientras practica judo, porque si algo tiene claro es que es el único deporte que le gusta. ¡Y menos mal!

Desde adolescente tenía cierta animadversión a los deportes típicos como el fútbol, baloncesto y demás tópicos escolares. Todo el mundo le decía lo bueno que sería que se apuntara a alguno de estos equipos, pero él tenía claro que no era para nada su rollo. Eso sí, todo cambió cuando, leyendo uno de sus libros favoritos, *Musashi: el samurái solitario*, le entró la curiosidad y decidió probar una clase de judo. Solo por probar, sin compromiso.

Y, *voilà!*, ahí estaba: ese tatami blandito, esa sensación de paz y tranquilidad a la vez que de fuerza y disciplina que emanaba el lugar. Este escenario hizo que recorriera por todo su cuerpo algo que no había sentido en mucho tiempo: ilusión, ganas, motivación. Sí, todo eso y más. Así empezó este idílico romance entre Tono Moto y una de las artes marciales más conocidas de Japón.

Pronto se le ocurrió utilizar los principios del judo para resolver problemas cotidianos. Así es Tono Moto, siempre inten-

★

tando salvar el mundo. Eso sí, solo lo intentaba, porque pocas veces lo conseguía. No le estoy criticando, es solo que otra de las cualidades que también definen a nuestro personaje es que el orden y la organización no son precisamente su punto fuerte, digámoslo así… Que quede claro que le queremos igual, con sus defectos y sus imperfecciones, pero fue él quien decidió trabajar en sí mismo y mejorar algunos aspectos que no le estaban ayudando demasiado en su día a día. Haciendo uso de los aprendizajes que le estaba proporcionando este deporte, pensó algunas ideas para conseguir su nuevo reto personal.

Tono Moto sabía de sobra que mantener el equilibrio es crucial, pero tendría que mejorar su rutina diaria para que fuera más eficiente y menos estresante. Probó a reorganizar sus actividades para crear un equilibrio perfecto entre trabajo, estudio y tiempo libre. Le ayudó mazo hacer una lista de tareas priorizando las más importantes y distribuyendo el tiempo de manera equilibrada como quien reparte un pastel en porciones idénticas, para que nadie se enfade.

Viendo que esto daba resultado, se vino arriba y buscó la forma de organizar su espacio de estudio y trabajo. Con algunos materiales que tenía en su taller para fabricar sus instrumentos, diseñó unos muebles modulares que pudiera reconfigurar según sus necesidades diarias. De esta forma tan original y ecológica consiguió adaptar su entorno para optimizar su concentración y comodidad, justo como un judoka que se adapta a los movimientos de su oponente.

Siguiendo con esta idea, se le ocurrió cómo podría usar la fuerza de su oponente a su favor en su vida diaria, como

★

cuando competía en el dojo. ¿Cómo podría mejorar la eficiencia en el estudio donde pasaba horas y horas trabajando y ensayando con su grupo? Instaló un sistema de reciclaje de agua que aprovechaba el agua de lluvia para regar el jardín y consiguieron utilizar la energía solar para cargar sus dispositivos electrónicos.

¿Aceptas el reto?, ¿puedes identificar un problema en tu vida diaria y resolverlo utilizando los principios del judo? Piensa en cómo el equilibrio, la adaptación y el aprovechamiento de la fuerza de tu oponente pueden aplicarse en situaciones cotidianas.

¡Atrévete a cambiar el mundo! Eso sí, un problema a la vez, por favor. Que nadie se estrese.

★

TOKYO DREAMLAND

¿Qué onda, lironda?

Un día, en una de esas salidas que hacen los institutos para que la gente de la clase se relacione y esas historias, a Tono Moto le vino otra de sus grandes ideas.

Cabe decir, ya que nos estamos poniendo sensibles, que Tono Moto nunca fue de los más sociables de su clase. Es más, pasaba bastante de sus compañeros. No es que le cayeran mal ni mucho menos, pero de alguna forma no llegaba a sentir que cuadraba con aquella gente. Eso sí, se apuntaba a todo lo que tenía que ver con salir del aula. No había cosa que más le gustara que conocer sitios nuevos y si para ello tenía que sacar a relucir sus dotes de socialización, las sacaba.

En aquella salida, fueron al típico parque de atracciones, pero, como era de esperar, a él lo que más le llamaba la atención no era subirse a esos mostrencos que daban mareo solamente al mirarlos. Tono se quedaba, libreta en mano, observando y analizando cada una de esas maquinarias que parecían auténticos laberintos, con el fin de averiguar cuál sería el secreto de su funcionamiento.

Apuntaba cada detalle que veía: la estructura, los materiales, la forma de las curvas de aquellas gigantescas montañas rusas, los ángulos, las luces y mecanismos que se activaban en cada momento del viaje… Y cuando sus compañeros bajaban de la atracción a punto de vomitar, él tenía miles de cosas

★

que contarles sobre lo que había investigado durante los tres minutos que había durado la locura.

Por supuesto, él no se montaba en ninguna atracción, ¡qué insensatez! Había analizado las probabilidades y calculado la velocidad a la que se movían aquellos inventos del mismísimo infierno y subirse ahí era lo último que se le habría ocurrido. Eso sí, esperaba paciente desde la cola, sin perder ni un solo detalle.

Así fue como en otra de sus etapas creativas, como si de la mismísima Mary Shelley se tratase, pasó por la fase en que en su libreta no había más que prototipos de atracciones nuevas. Las inventaba dándoles formas de lo más extravagantes y prometiendo emoción y miedo a sus usuarios a partes iguales.

Estas fueron algunas de sus ideas:

★ Una atracción inspirada en el mundo de los *yokais,* los seres míticos del folclore japonés. Diseñó un viaje emocionante a través de un bosque encantado, donde los visitantes se enfrentaban a criaturas legendarias mientras exploran la rica mitología del país del sol naciente.

★ Un simulador de vuelo a bordo de un dragón robótico, donde los pasajeros experimentaban la emoción de volar sobre antiguos templos y modernas ciudades japonesas.

★ Un festival japonés con una feria llena de puestos de comida, juegos y espectáculos tradicionales, donde los visitantes podrían sumergirse en la vibrante cultura asiática y disfrutar de una experiencia auténtica y llena de color.

★

★ Una sala de realidad virtual para llevar a los visitantes a lugares y épocas fascinantes a través de un viaje en el tiempo al Japón feudal, donde los samuráis luchaban contra *ninjas* en una batalla épica por el honor y la gloria.

★ Por último, incorporó robots inteligentes en sus atracciones para añadir un toque futurista y emocionante. Se imaginó carreras de robots sumo, donde los visitantes controlaran a sus propios robots y compitieran por el título de campeón del *ring. Oh, yes.*

¿Te animas a diseñar tu propia aventura japonesa del futuro?

★

ASTRONOMÍA HOLOGRÁFICA

¿Qué pasa, Bro? (Hace mucho que no te lo llamaba). Espero que sigas ahí, porque lo que viene no te lo puedes perder.

Seguro que sabes lo que es un «lorograma». Perdón, quería decir holograma. Sí, ¿qué pasa? A veces yo también me equivoco. ¡Qué digo a veces, cientos de veces! Por eso me gusta guardar siempre lo que me sale de la cabeza, porque incluso cuando parecen cosas absurdas en ocasiones dan lugar a las mejores ideas. ¿Te imaginas? ¿Un lorograma? Podría ser, por ejemplo, un diario visual de las aventuras de un loro, ilustrando sus travesuras y momentos curiosos. O un gráfico que rastree las palabras que un loro aprende a lo largo del tiempo, mostrando su progreso lingüístico.

Incluso podría ser un conjunto de gráficos de comportamiento, donde se analicen patrones de interacción social entre loros en su hábitat natural.

En definitiva, el lorograma podría tener múltiples formas y aplicaciones, cada una capturando la esencia y maravilla de los loros desde diferentes perspectivas. ¿Quién sabe? Tal vez algún día este concepto que me acabo de inventar se convierta en una herramienta común para biólogos, poetas y amantes de los loros por igual.

Al lío, que me lío.

El caso es que de una manera tan fortuita como esta que acabas de presenciar, se le ocurrió a Tono Moto su idea más alocada.

Todo comenzó una tarde lluviosa. Tono Moto estaba en su taller, rodeado de chatarra de motocicletas viejas, cables y piezas recicladas que normalmente usaba para crear sus extravagantes instrumentos musicales. Mientras afinaba una guitarra hecha con el chasis de una Harley-Davidson Fat Boy, su mente comenzó a divagar sobre el espacio y las estrellas. Imaginó cómo sería crear un instrumento que no solo tocara música, sino que también pudiera proyectar imágenes del universo. Una locura, ¿verdad?

Pues así fue como se le ocurrió crear una sala llena de hologramas en 3D. Con su guitarra galáctica, hecha con piezas de una Dodge Tomahawk, logró que cada estrella y planeta emitiera un sonido único. Las personas podían caminar entre galaxias distantes, sumergiéndose en una orquesta galáctica que se sincronizaba con sus movimientos. La combinación de hologramas y música transportaba a todos a un viaje cósmico inolvidable.

Inspirado por el éxito de su sala galáctica, diseñó una experiencia que permitía a las personas ver y escuchar de cerca un agujero negro. Con su saxofón espacial, que había creado usando un viejo tubo de escape de una Kawasaki Ninja H2R, generaba sonidos profundos y misteriosos que representaban la fuerza de un agujero negro. El holograma interactivo simulaba la gravedad y los efectos visuales, ofreciendo una inmersión total en el misterio cósmico.

En otra de sus noches creativas, decidió llevar a sus fans a un viaje por el tiempo para presenciar eventos cósmicos históricos. Utilizando su teclado temporal, fabricado con teclas

★

de un antiguo panel de control de moto, recreó el *big bang,* el nacimiento de las estrellas y la formación de la Vía Láctea. La música épica que componía reflejaba la magnitud y la maravilla de estos eventos, dejando a todos boquiabiertos.

Dedicó una sección a la búsqueda de vida extraterrestre. Diseñó hologramas de exoplanetas potencialmente habitables y usó su flauta alienígena, construida con partes de una vieja escúter, para crear música que evocaba las posibles formas de vida en esos mundos. Los visitantes podían imaginar criaturas y paisajes alienígenas fascinantes, acompañados de una banda, por supuesto.

Finalmente, utilizando la tecnología holográfica, Tono mostró cómo podrían ser las futuras misiones espaciales. Diseñó una experiencia en la que los usuarios podían ponerse en la piel de los astronautas, explorando nuevos planetas y realizando investigaciones científicas en el espacio, todo ello acompañado por los sonidos futuristas de su sintetizador espacial, hecho con componentes electrónicos reciclados.

Moraleja: nunca subestimes las ideas que se te vienen a la cabeza en los momentos y lugares más insólitos. Tono Moto siempre lleva una libreta consigo, listo para anotar cualquier chispazo de creatividad, ya sea en el taller, en la ducha o mientras practica judo. Esas ideas locas y aparentemente absurdas pueden convertirse en las más brillantes y revolucionarias. Así que, ¡escucha a tu mente y deja volar tu imaginación! ¿Quién sabe? Tal vez la próxima Akrapovič Full Moon lleve tu nombre. ¡Seguro que una gran idea está a punto de surgir en el momento menos esperado!

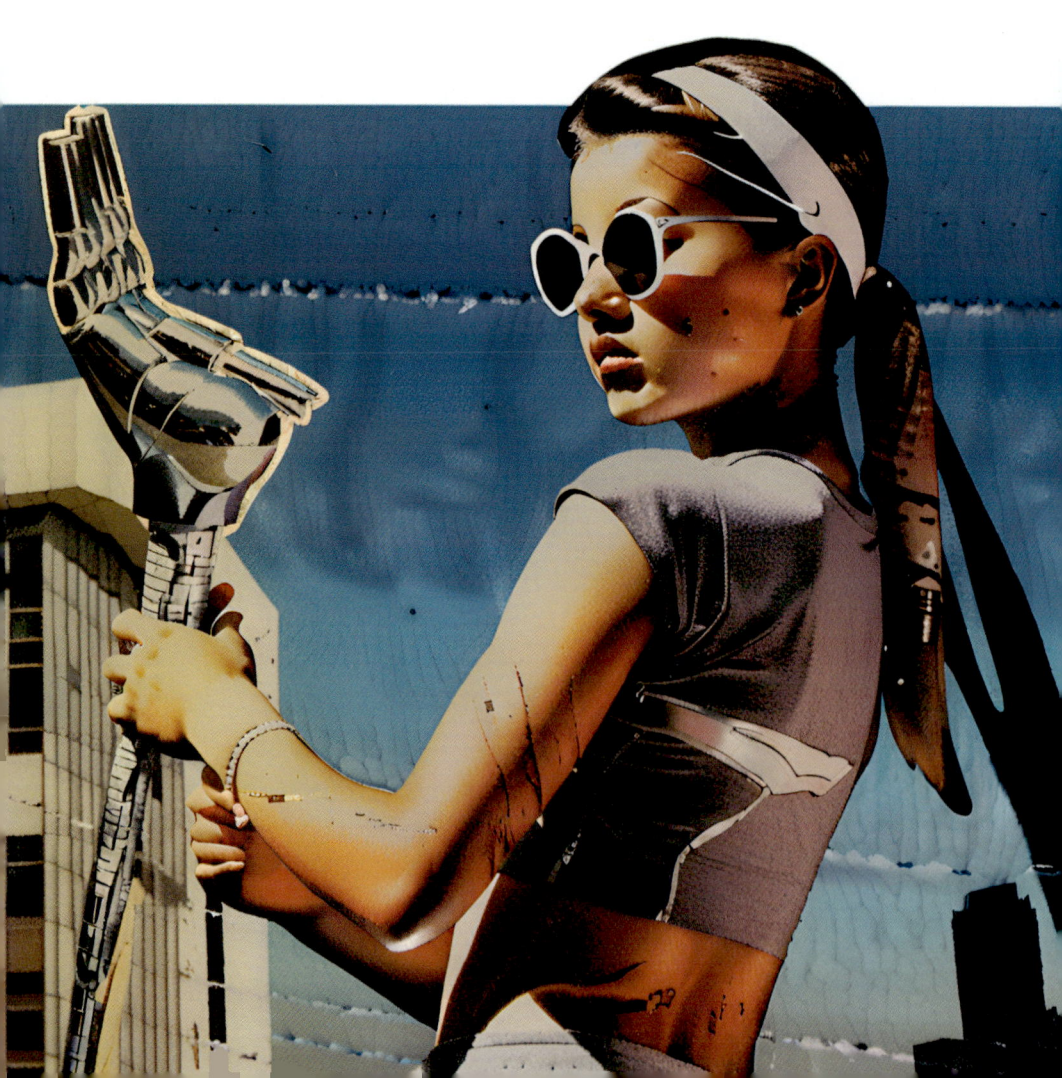

CAPÍTULO IV

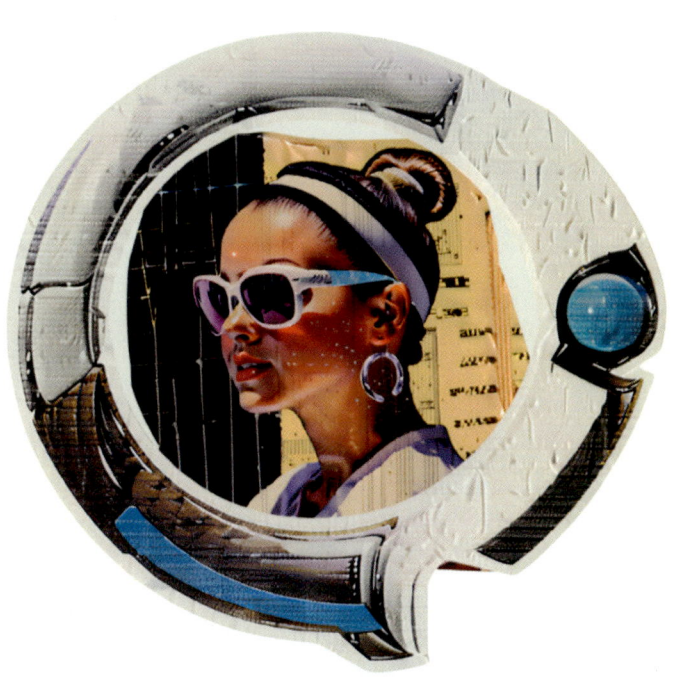

BIOLEG-TA

¿Estás r*eady* para conocer al siguiente miembro de este equipazo? Pues no te pierdas detalle, que aquí viene. Olvida todo lo que creías normal porque ella rompe todos los moldes. Y ojo con pestañear demasiado lento porque te la perderías. ¿Que por qué? Pues porque esta chica es una atleta que está siempre corriendo como si fuera un avestruz llegando tarde a una reunión.

Se llama Bioleg-TA. Sí, un nombre un tanto raro, pero que la describe a la perfección. Y, ¿qué quieres que te diga?, mola mucho. Parece una superheroína. Es una atleta que consigue saltar cualquier obstáculo y no estoy hablando solo de carreras, también de la vida real.

Este portento de chica lleva superando adversidades y momentos de frustración desde que llegó a este mundo.

Saborea cada victoria, por pequeña que sea, como si fuera su comida favorita. Es una auténtica flecha corriendo. Pero no os engañéis, disfruta una *slow life* como la que más. Una vida tranquila y con calma es algo que siempre le ha gustado.

En las pistas de atletismo, la reconoce todo el mundo por su pierna biónica. Es su sello personal junto con un carisma insuperable. Es una parte esencial de ella que luce orgullosa y no solo porque nadie la supera en velocidad, sino porque la hace diferente al resto.

Hablemos de su ropa. Ni la mismísima Vivienne Westwood sabría catalogar el estilo de Bioleg-Ta. Viste una mezcla entre alta tecnología y estilo deportivo. Lleva unas gafas futuristas que protegen una mirada llena de determinación. ¿Has corrido alguna vez a esa velocidad? Podrías acabar con los ojos como los de un camaleón delante de un bufé libre.

Es audaz y un poco impulsiva, todo sea dicho. Quizá sea eso lo que la lleva a enfrentarse a nuevos retos. Su mente es un torbellino de ideas ingeniosas, como una batidora con un motor termonuclear que no para de crear *gadgets* con sus conocimientos de ingeniería.

El sueño de esta Cerebrito es llevar la tecnología a un nuevo nivel para poder mejorar la vida de las personas y animales. Esta altruista es toda una referencia en Silicon Valley. A su corta edad, ha presentado con éxito varios prototipos de extremidades robotizadas para implantar en animales que las necesiten.

A continuación, te cuento las idas de olla que se le ocurrieron y que van a poner a prueba tu ingenio y determinación. Pero, sobre todo, no te desanimes si algo cuesta un poco más de la cuenta, ¿entendido? Recuerda que Bioleg-TA es una experta superando obstáculos y quiero que aprendas que si ella pudo lidiar con la frustración tú también podrás. Ahora solo falta encontrar la manera. ¿Y adivina qué? La vas a encontrar.

★

LA CARRERA DE LA SUPERATLETA

Hablar de Bioleg-TA es como sumergirse en un torbellino de energía y risas. Bueno, en realidad, su nombre es solo el seudónimo de Violeta, pero ¿quién necesita la realidad cuando puedes tener algo tan estrafalario y divertido como ese nombre? Ella lo tiene claro: la vida es mucho más emocionante cuando te atreves a ser un poco loco.

Desde que era peque, Violeta supo que había nacido para superarse. ¿Su deporte favorito?: el atletismo. ¡Una carrera puede resultar tan vertiginosa como el mismo nombre que se ha inventado! ¿Has notado que si pronuncias rápido «Bioleg-TA» al final terminas diciendo su nombre real? ¡Es como un truco de magia lingüística!

Pero ¿sabes qué es lo más genial de esta chica?: su afán de superación. Cuando corre, quiere correr más rápido. Y cuando alcanza una meta, ¡se propone otra aún más grande! Pero, ojo, no confundamos superación con exigencia excesiva. Violeta tiene muy claro que hay que celebrar cada pequeño logro en el camino. ¿Cómo lo hace?: con premios. Sí, sí, ¡nada le para a la hora de escatimar en elogios a sí misma!

Y tú, ¿también te propones desafíos semanales?, ¿te das esos pequeños caprichos que hacen que el esfuerzo valga la pena?

Aquí tienes algunos ejemplos de cómo podrías aplicar la filosofía de Bioleg-TA a tus deportes favoritos.

Si te mola el *rugby,* podrías establecer como objetivo mejorar tu técnica de pase o trabajar en tu resistencia física para aguantar más tiempo en el campo. Desafíate a ti mismo a ser un jugador más completo y versátil cada semana.

Después de los entrenamientos, dedica tiempo a dibujar o pintar escenas relacionadas con el *rugby,* como jugadas memorables o retratos de tus compañeros de equipo.

Al finalizar la semana, date un capricho disfrutando de tu postre favorito en una pastelería local o preparándolo en casa con tus propias manos.

En el yoga, podrías fijarte como meta dominar una nueva postura cada semana o mejorar tu flexibilidad progresivamente. ¡Despliega tu *mat* y prepárate para desafiar tus límites!

Combina tu práctica de yoga con la creación artística, como la escritura de poemas inspirados en tus experiencias durante la meditación o la pintura de mandalas para explorar tu creatividad. Tras una semana de esfuerzo, date el lujo de relajarte con un baño de espuma aromático y una sesión de música tranquila para calmar cuerpo y mente.

¿Eres judoca? ¡Perfecto! Ponte como objetivo perfeccionar tu técnica de lanzamiento o trabajar en tu capacidad de reacción durante los combates. Cada entrenamiento es una oportunidad para acercarte un paso más a la excelencia en el tatami.

Después de las sesiones de entrenamiento, dedica tiempo a esculpir figuras de arcilla que representen tus movimientos de judo favoritos o crea *collages* inspirados en la filosofía de este arte marcial.

Al finalizar la semana, date el placer de disfrutar de una tarde de cine en casa viendo tus películas favoritas con palomitas y refrescos.

★

¿Te mueves al ritmo del *funky* o el hiphop? Establece como objetivo dominar una nueva coreografía cada semana o trabajar en tu improvisación y creatividad en la pista de baile. ¡Haz que cada sesión de baile sea una oportunidad para expresarte con libertad y estilo!

Después de tus clases de baile, dedica tiempo a la escritura de letras de rap o la composición de música electrónica para crear tus propias canciones y coreografías originales. Tras una semana de ensayos, date el capricho de disfrutar de una tarde de juegos de mesa con amigos o familiares.

Si eres un amante del *longboard,* desafíate a ti mismo a mejorar tu técnica de *carving* o a dominar nuevos trucos con tu tabla. ¡Cada descenso es una oportunidad para sentir la adrenalina y la emoción de deslizarte sobre el asfalto!

Puedes combinar tu pasión por la tabla con la fotografía urbana, capturando imágenes espectaculares de la ciudad mientras practicas tu deporte favorito y montar después un vídeo con tus trucos más molones y ver así tu evolución.

Al finalizar la semana, date el placer de explorar un nuevo lugar cercano a tu ciudad o de disfrutar de una cena deliciosa donde tú elijas.

Recuerda, la vida es una carrera de obstáculos, pero también es un viaje lleno de premios y sorpresas. Así que ¿a qué esperas? ¡A correr, nadar o saltar hacia tus sueños más estrambóticos! Y no te olvides de reírte de ti mismo en el camino, ¡que eso siempre suma puntos de estilo!

Ready, Steady, GO!

ANIMALIA: EL SILICON VALLEY DE LAS CRIATURAS

Esto te va a encantar. ¿Adivinas de quién te voy a hablar ahora?

Se llamaba Pirrichi. Era pequeño, blanco y gris y la verdadera estrella de la *Bioleg's family*. Cada mañana, se escuchaba escarbar a Pirrichi su pequeña mansión roedora por toda la casa en que Violeta vivía con sus padres. Tanto que llegó un punto en que sus habitantes no necesitaban despertador; sabían perfectamente qué hora era por la forma de escarbar de este cricétido. A las siete y cuarto de la mañana se oían pequeños golpecitos en los hierros de las rejas, momento en que solía beber agua. A las siete y diecisiete se empezaban a escuchar sus patitas removiendo las piedras que cubrían la jaula y, acto seguido, se oían sus minúsculas mandíbulas chocando entre sí, intentando desmenuzar el máximo número posible de granos de maíz. Y así era como la familia al completo se despertaba cada día, encaminándose hacia la cocina como zombis en una estampida (lenta) para observar con los ojos aún medio cerrados cómo zampaba su mascota.

A eso de las siete y cincuenta y nueve de la mañana, cuando sus padres ya estaban terminando su vaso de kéfir, daba comienzo el momento favorito de Violeta. Ese en el que Pirrichi, con los mofletes inflados cual vasija de barro, se acercaba incómodamente hacia la rueda —ponle música de fondo a esta escena como la de la película *Rocky*— y ahí empezaba la fiesta. Pirrichi calentaba, caminaba después, trotaba unos segundos y, acto seguido, Violeta se quedaba ensimismada viendo cómo su hámster desaparecía de tanta velocidad que cogía su cuerpo montado sobre la rueda. En ese momento, empezaba a imaginarse a ella misma corriendo en la pista de atletismo, tan rápido que sus padres no podrían reconocerla desde las gradas. El sueño terminaba cuando escuchaba la voz hilarante de su padre diciendo: «Violeta, ¡el autobús del cole está esperando en la puerta, ya son las ocho y veinticuatro!».

Desde entonces, Violeta lleva siempre bordado en su camiseta de entrenamiento el número 824. Y al lado de este, una exclamación, para recordar que este número siempre solía decirse con mucho énfasis. Para Violeta, ver este número cuando se encontraba en posición de preparación era más motivador que el sonido del pistoletazo de salida. ¡Iba a llegar la primera!, ¡tenía que correr o perdería el bus!

No vamos a hablar solo de correr, sino de cómo esta atleta amante de los animales hizo algo increíble para ayudar a nuestros compañeros peludos.

Inspirada por su amor a Pirrichi, Violeta decidió diseñar una aplicación para asegurarse de que su hámster y otros animales como él se mantuvieran activos y felices. La *app* rastreaba los movimientos de su mascota, enviando alertas cuando era hora de hacer un poco de ejercicio. Incluso incluía juegos interactivos para que su mascota no se aburriera.

No solo eso, Violeta también inventó un dispositivo especial que monitoreaba la salud de su hámster.

Gracias a su pasión por la tecnología y su amor por la naturaleza, acabó desarrollando sensores que podían colocarse

★

en los árboles y enviaban datos sobre la salud de los animales que los rodeaban, ayudando a los conservacionistas a proteger mejor las especies en peligro.

Para motivarse, Violeta utilizaba trucos locos y divertidos. Por ejemplo, tenía un ritual matutino donde bailaba frenéticamente frente al espejo con su cepillo de dientes como micrófono, cantando canciones de los ochenta a todo volumen. También se inventó un baile de la victoria que hacía cada vez que conseguía completar una tarea difícil, una mezcla de *breakdance* y de movimientos de hámster. Otro de sus trucos favoritos era hablar con su peluche favorito, el señor Salvi, y contarle sus planes y objetivos del día como si fuera su entrenador personal.

Y su amuleto de la suerte, ¡ah, su amuleto!, era una pequeña figura de hámster de cerámica que había pintado ella misma, con los colores blanco y gris, igual que Pirrichi. La llevaba a todos lados en su mochila. Cada vez que necesitaba un empujón extra de motivación, sacaba a su mini-Pirrichi, lo miraba a los ojos y le decía: «¡Vamos, campeón! ¡Es nuestro día!».

Y tú, ¿tienes algo que cuando lo miras te motiva? ¿Piensas en positivo antes de hacer algo que requiere mucha concentración?, ¿qué trucos utilizas? ¡Compártelos! No te los quedes para ti, pueden ser útiles para más miembros de la banda. ¡El mundo necesita tus ideas para hacer la vida de los animales mejor y más feliz!

★

EL PAPIROPUENTE

Uno de los obstáculos a los que Violeta tuvo que enfrentarse desde que era muy pequeña fue la mirada extrañada, y algunas veces demasiado fija, de la gente. Ella lo tenía claro: una pierna biónica no la tiene cualquiera, pero no siempre lo llevaba bien. Algunas veces sentía cierta incomodidad ante la sensación de sentirse diferente, aun siendo muy consciente de que no lo era. Aunque sabía que su pierna biónica era algo especial, a veces la atención constante la hacía sentir como un pez fuera del agua o, más bien, como un robot en una fábrica de humanos.

Un día, mientras se tomaba un batido de zanahoria con su amiga Leo, se le ocurrió una de las ideas más elocuentes que ha tenido hasta ahora —al menos de las que conocemos, porque si algo le caracteriza es que es muy introvertida y muy pocos amigos la conocen de verdad—. Violeta decidió que era hora de demostrar a sus compañeros de clase que todos enfrentamos desafíos, aunque no siempre sean visibles. Así que se armó de valor y planeó una actividad inolvidable.

Habló con su profesora de Ciencias, la orientadora escolar y hasta convenció al conserje para que les dejara usar el aula de tecnología. Les propuso una actividad de lo más divertida y retadora: construir un puente de papel que soportara el peso de una mochila llena de libros. Pero había un giro en su plan: todos tendrían que construir el puente con las manos

★

vendadas. ¡Sí, como lo oyes! Una actividad digna de un programa de televisión de desafíos extremos.

El día de la actividad, el aula de ciencias parecía una mezcla entre un taller de ingeniería y un cuartel de espías en pleno entrenamiento. Los compañeros de Violeta se vendaban las manos, algunos haciendo gestos exagerados de dramatismo, otros riéndose nerviosamente. Violeta, con una sonrisa traviesa, repartía hojas de papel y cinta adhesiva mientras la profesora observaba con una mezcla de curiosidad y de orgullo.

La construcción del puente fue una verdadera odisea. En pequeños grupos, sus compañeros intentaban doblar, cortar y pegar papel tomando conciencia de la dificultad que suponía el nuevo hándicap en su cuerpo. Hubo momentos en que todo parecía un caos: papel arrugado, cintas pegajosas en lugares insospechados y un montón de risas y exclamaciones de sorpresa. Poco a poco, empezaron a surgir estructuras de lo más grotescas.

Al final de la clase, los puentes de papel se alinearon sobre la mesa principal, listos para la gran prueba final. Violeta se sintió como una presentadora de un *reality show* mientras la profesora colocaba con cuidado las mochilas sobre cada papiropuente. Algunos se derrumbaron enseguida, provocando carcajadas y bromas. Pero hubo un par de estructuras que resistieron, para sorpresa y alegría de sus constructores.

Aquel día, además de aprender sobre la resistencia del papel y conceptos básicos de arquitectura, los compañeros de Violeta aprendieron una gran lección de empatía. Compren-

★

dieron lo difícil que puede ser enfrentarse a desafíos inesperados y lo importante que es la creatividad y la colaboración. Violeta les había mostrado que el mayor obstáculo es nuestra mente y que con un poco de imaginación y apoyo podemos superar cualquier desafío.

Y tú, ¿te has sentido así alguna vez? ¿Alguna vez has querido enseñar a tus amigos o compañeros una lección importante sobre la vida? Tal vez no se trate de construir un puente de papel, pero seguro que hay una forma divertida y creativa de mostrarles que todos tenemos nuestras propias batallas y que, al final del día, la empatía y el ingenio son nuestros mejores aliados.

Entonces, ¿qué lección les darías a tus compañeros o amigos?, ¿qué desafío podrías proponer para que entiendan mejor tus experiencias o para aprender algo nuevo juntos? Recuerda, las mejores enseñanzas suelen venir envueltas en risas y aventuras inesperadas. Así que ¡adelante, demuestra al mundo lo que vales!

★

ZOOLÓGICO VALIENTE

¿Todo bien por ahí? Mira a tu alrededor y asegúrate de que no hay nadie mirando. Esta historia asegura un poco de drama.

A estas alturas, puede que ya estés elucubrando y haciendo tus cálculos. Fijo que crees saber de dónde le viene a Bioleg-TA su amor por los animales. Pero no, no es por la ternura que le causaba su pequeño hámster cada vez que lo veía, aunque también.

Te voy a contar algo que Violeta nunca pensó que recordaría con cariño, ya que le produjo mucha angustia cuando ocurrió.

El día que su hámster dejó de respirar fue un momento que Violeta nunca olvidará. Sobre todo, porque fue consciente de algo que hasta entonces no se había planteado: ¿adónde irá ahora? Fueron muchas las hipótesis que se le ocurrieron, pero con el tiempo se vio envuelta en un mar de pensamientos que no cesaban en su cabeza y que algunas veces acababan en una emoción inevitable: miedo.

¿Reconoces esa sensación? Seguro que tú también has experimentado miedo algunas veces: miedo a la oscuridad, miedo a perderte, miedo a hacer el ridículo, miedo a suspender un examen, miedo a caer al vacío, miedo a algunas criaturas o animales, miedo a montar en algún medio de transporte, miedo a…

Y es que el miedo es una emoción que sienten todos los animales, incluidos nosotros, los humanos. El miedo es una emoción que nos permite defendernos de las adversidades y protegernos en caso de que sea necesario. Cuando un animal se enfrenta a una situación peligrosa, tiene dos opciones: huir de ella o enfrentarse al peligro. Parece algo sencillo, pero según la situación que se nos plantea algunas veces es mejor una u otra.

Y tú, ¿a qué tienes miedo? ¿En qué situaciones crees que es mejor salir por patas y en cuáles es mejor enfrentarse a la situación que te está provocando miedo?

Fue en una de sus investigaciones sobre el mundo animal y el funcionamiento de sus cerebros donde Violeta aprendió los mecanismos automáticos de nuestro cuerpo para sobrevivir. Y desde entonces aprendió a comprender el suyo propio, a reconocer sus emociones, lo que le hacía sentir cada miedo al que se enfrentaba, a saber huir de las situaciones que podían ser peligrosas y a quedarse a pesar del miedo en otros momentos en los que es necesario mirar al miedo de frente y plantarle cara.

Ahora, te contaré la increíble aventura de la prota de esta historia enfrentándose a uno de sus mayores miedos y cómo lo transformó en conocimiento.

Tras el triste incidente de la pérdida de su mascota, Bioleg-TA decidió investigar un animal que siempre le había dado escalofríos: la araña cazadora. ¿Te imaginas enfrentarte a algo que te hace querer subirte a la mesa y gritar? Pues sí, Violeta decidió que era hora de conocer más sobre esta criatura de ocho patas y ojos brillantes que tanto le asustaba.

Empezó su investigación buscando información en libros de biología, viendo documentales y, lo más aterrador, ¡visitando una exposición de arañas en el museo de ciencias naturales! Al prin-

★

cipio, solo la idea de estar cerca de una araña cazadora le hacía sentir un nudo en el estómago, pero poco a poco, con cada dato que aprendía, su miedo se transformaba en curiosidad. Descubrió que estas arañas son expertas cazadoras y juegan un papel crucial en el control de plagas en la naturaleza. *Amazing, ¿*no?

Para hacer su investigación más divertida, decidió presentar sus hallazgos de una forma original. Creó un cómic protagonizado por una araña cazadora llamada Verchy la Superaraña, donde la valiente arácnida salvaba el jardín de la casa de Violeta de una invasión de insectos dañinos. Cada página del cómic estaba llena de humor, como cuando Verchy usaba sus telarañas como trampolines o se hacía pasar por una estrella del *rock* entre los insectos.

También organizó una Fiesta del Miedo Superado para sus amigos, donde cada uno tenía que presentar algo sobre un miedo que habían investigado y superado. Violeta presentó su cómic y contó su historia de cómo pasó de temer a las arañas a admirarlas. La fiesta estuvo llena de risas y aprendizaje y todos se fueron con un nuevo respeto por los animales y sus propios miedos.

Otro de sus trucos antes de enfrentarse a alguna situación que le diera miedo, como una competición, la actuación de Navidad en el salón de actos del cole o los exámenes oficiales de inglés, era hacer una poción mágica antes de cada misión. Mezclaba zumo de manzana, una pizca de canela y un toque de miel en su vaso favorito y bebía su elixir del coraje con cara de dramatismo.

¿Te la imaginas? Yo me parto.

★

ROMPECABEZAS TECNOLÓGICO

Violeta recuerda desde que era niña tener que enfrentarse a muchas dificultades debido a la peculiaridad física de su cuerpo. Tener una pierna biónica puede parecer un obstáculo al principio, pero pronto aprendió a descubrir la cantidad de ventajas que suponía. Atención al listado que hizo: «Corre más rápido que un cohete, es resistente al agua y al fuego —perfecta para esas excursiones en las que siempre terminas en una fiesta en la playa o escapando de un volcán en erupción—. Nunca más tendré que preocuparme por los calambres: es a prueba de molestias y dolores. ¡Invencibilidad garantizada en la guerra de cosquillas!».

A esto se le llama positivismo y si por algo se caracteriza Bioleg-TA es por saber como nadie sacarle cosas buenas a la vida.

Ella lo tenía claro, ante la aparición de un problema en su vida buscaría una solución. ¿Y cómo? Poniendo en marcha todas sus habilidades y fortalezas para contrarrestarlo. Sabía que su creatividad le permitía encontrar soluciones y así fue como a lo largo de su vida fue creando, inventando, desarrollando proyectos, ideas…, hasta que dio con aquella de la que más orgullosa se siente: el invento de máquinas complejas para dar solución a aquellos animales que lo necesiten. Al igual que ella, pronto podrían disponer de articulaciones y órganos nuevos ¡y totalmente duraderos!

Todo comenzó un día lluvioso mientras se tomaba su desayuno —con una mano sostenía su taza de café y con la otra garabateaba ideas en su libreta de invenciones—. Decidió que era hora de usar su ingenio para abordar un problema cotidiano: ¿qué tal si creaba una máquina que pudiera resolver el caos matutino? Así nació la idea de un ingenioso cachivache que pudiera preparar el desayuno y, de paso, organizar su habitación.

Primero, detectó el problema: sus mañanas eran un torbellino de actividades. Necesitaba un sistema que le permitiera ahorrar tiempo y comenzar el día con una sonrisa —y un buen desayuno, claro—. Entonces, comenzó su investigación. Pasó horas en la biblioteca, consultando libros sobre robótica y tecnología, viendo tutoriales en internet y tomando notas en su libreta mágica.

Después, analizó otras ideas parecidas. Observó cómo funcionaban las cafeteras automáticas, los robots de cocina y los asistentes virtuales. Cada detalle era importante para su gran creación. Con toda esta información, generó estas ideas: ¿qué tal una máquina que pudiera tostar pan, hervir huevos, exprimir zumo y, al mismo tiempo, ordenar la ropa tirada por la habitación? ¡El sueño de cualquier adolescente!

El siguiente paso fue el prototipado. Violeta comenzó a dibujar bocetos de su máquina multifuncional. Tenía un brazo robótico para cada tarea: uno para cocinar, otro para organizar y un tercero para dar los buenos días con una dulce melodía. Pasó semanas ensamblando piezas, soldando circuitos y ajustando engranajes.

Y, como buena ingeniera, nunca olvidaba añadir un toque de humor a sus invenciones. Su máquina tenía una voz programada que hacía chistes mientras trabajaba, como «Bue-

★

nos días. ¿Listo para comerte el mundo o, al menos, un buen desayuno?».

A medida que superaba obstáculos, Violeta desarrolló estrategias divertidas para mantenerse motivada. Por ejemplo, se colocaba una capa de superhéroe cada vez que trabajaba en su laboratorio, porque ¿quién no se siente más poderoso con una capa? Una pequeña tuerca dorada que llevaba con orgullo en uno de sus collares le recordaba que incluso las piezas más pequeñas pueden hacer una gran diferencia en una máquina y en la vida.

Finalmente, llegó el momento de lanzar su invento al mundo. Esta Cerebro presentó su creación en la feria de ciencias e ingeniería de su facultad, donde impresionó a los jueces.

Pero Violeta no se quedó ahí. Decidió que su máquina también podría beneficiar a los animales. Creó una versión especial que podía ayudar a las mascotas y a los animales salvajes. Por ejemplo, una función para alimentar a los gatos callejeros, otra para llenar los bebederos de los pájaros y una más para limpiar los acuarios de los peces.

Y tú, ¿tienes algún problema cotidiano que te gustaría resolver?, ¿qué máquina ingeniosa podrías diseñar para hacerlo? No olvides que la clave está en detectar el problema, investigar, analizar ideas parecidas, generar tus propias ideas, prototipar y luego ¡lanzarlo al mundo! Con creatividad, humor y un poco de valentía no hay límite para lo que puedes lograr. ¡Manos a la obra, joven Cerebro inventor!

★

START-UP ESPACIAL

Bioleg-TA, además de investigar sobre animales y cómo ayudarles en su adaptación al medio a través del descubrimiento de sus articulaciones biónicas, siempre está pendiente de las novedades y últimos estudios en ciencia, naturaleza y vida ambiental en general. Ella mejor que nadie sabe la importancia de estar bien asentada y conectada a la tierra no solo físicamente, sino también emocionalmente. Y, aunque su pierna biónica la hace parecer una superheroína de cómic, su verdadero superpoder es su imaginación y su capacidad para ver oportunidades donde otros solo ven obstáculos.

Violeta es una experta en investigar los mejores terrenos y lugares para entrenar, ya sea por sus condiciones meteorológicas, de presión atmosférica, o simplemente porque le gusta un buen desafío. Una de sus últimas ideas fue la posibilidad de entrenar en lugares donde pudiera poner sus habilidades al límite. Un día, se le ocurrió una idea como ninguna otra: ¡Marte! Un lugar donde podría superarse a sí misma sin contaminación, con condiciones de oxígeno adaptadas y una gravedad que la haría sentirse ligera como una pluma.

Así creó su *start-up* con un nombre que haría que incluso Elon Musk levantara una ceja con interés: Atletas marcianos: rendimiento máximo.

Además de centros de alto rendimiento para humanos, planteó escuelas rehabilitadoras para que los animales con

★

extremidades biónicas recién operados pudieran cursar allí su recuperación. Imagina a tu perrito corriendo en gravedad marciana mientras se recupera de una operación de cadera. Una visión de lo más futurista, ¿no?

Desde entonces, Violeta no se quita sus gafas *Flash-Blockers*, un prototipo que ideó durante uno de sus viajes al MIT de Massachusetts. En colaboración con un equipo de investigación ocular, crearon unas lentes capaces de filtrar los destellos que su pierna emitía por los reflejos del sol cuando entrenaba en días luminosos. Por la noche, estas gafas eran capaces de atisbar las estrellas más cercanas al planeta rojo, incluso en los días más nublados. Así, siempre tendría presente su objetivo o lo que ella llamaba su «martizonte».

Actualmente, muchos son los que adquieren los diversos modelos que ya existen en su tienda *online*. Gracias a un evento de *crowdfunding* que organizó con su equipo a nivel mundial, lograron fabricar cientos de pares de estas gafas utilizando impresoras 3D de última generación en cuestión de horas. No solo son un éxito en ventas, sino que también se han convertido en un símbolo de superación y de mirar siempre más allá, hacia las estrellas.

Violeta enfrentó desafíos tecnológicos que harían que incluso los ingenieros de la NASA se rascaran la cabeza. La gravedad diferente, la falta de recursos y el aislamiento no eran más que pequeños obstáculos que superó con su característico optimismo y su capacidad para convertir problemas en oportunidades. Demostró que, con suficiente determina-

★

ción y un poco de ingenio, podría superar cualquier obstáculo empresarial, ¡incluso en otro planeta!

Y tú, ¿qué problema cotidiano podrías resolver si tuvieras la oportunidad de construir un negocio en Marte? ¿Una máquina para hacerte el desayuno que funcione con energía solar marciana?, ¿un organizador de habitaciones a prueba de gravedad baja? La clave es soñar en grande, pensar en soluciones creativas y nunca dejar que los obstáculos te detengan. Al igual que Violeta, enfrenta tus miedos y desafíos con una sonrisa y una broma ingeniosa y verás que puedes lograr lo que te propongas, incluso si eso significa convertirte en un pionero empresarial en el planeta rojo. El futuro está lleno de posibilidades, *my friend*.

★

join the cyber squad

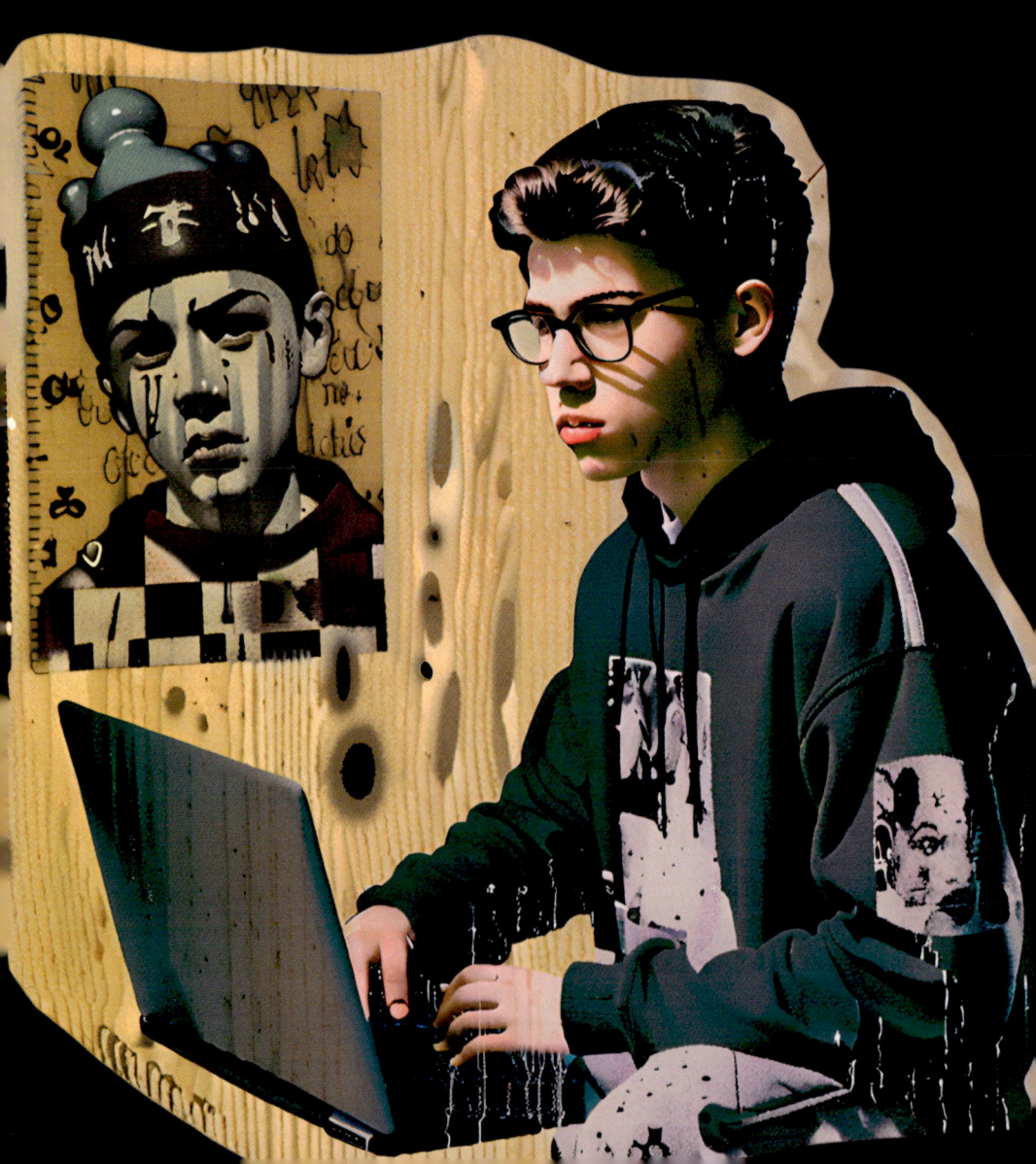

CAPÍTULO V

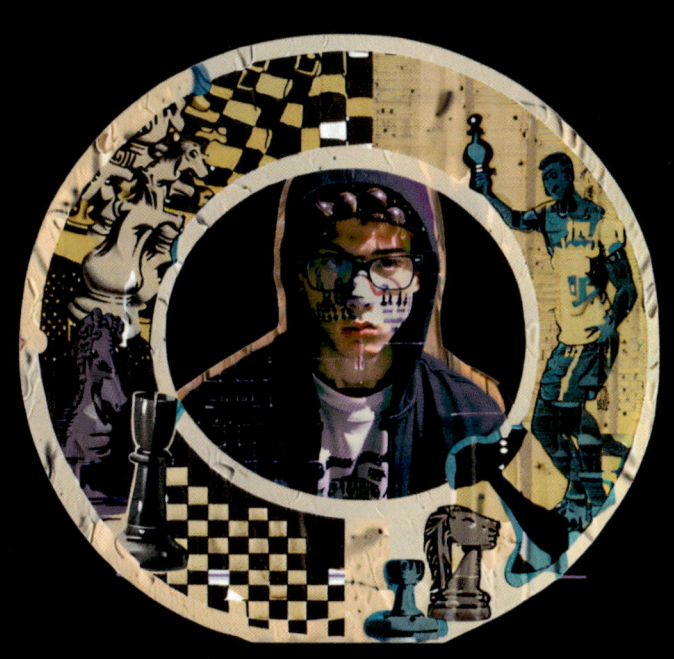

HACKER MATE

Tc tc tc tc… Ahí está, tocando rápidamente las teclas de su ordenador. Un auténtico *ninja* de la informática. Su cabello es oscuro y desordenado con una capucha que se lo cubre cuando sale al exterior para crear. Sus ojos reflejan los códigos e información que ve en la pantalla. Datos que se funden con su astucia y rapidez mental. El *hacking* lo lleva en la sangre. Las matemáticas son su herramienta y el ajedrez, su pasión. Estamos hablando de Hacker Mate. Un chico audaz, muy justiciero y un rebelde urbano sin parangón.

Usa la informática y las matemáticas para crear obras de arte callejero en lugar de fórmulas aburridas. Es *hacker* —o pirata informático, como dirían los viejunos—, pero con un alto sentimiento ético. Utiliza sus habilidades para acceder a los historiales policiales de artistas callejeros para borrar todos sus antecedentes y delitos y así brindarles una segunda oportunidad. Además, usa las matemáticas para calcular las dimensiones perfectas de grafitis gigantes en fachadas de edificios. Esta técnica le permite ser tremendamente eficiente. En una sola noche, puede conseguir que un edificio gigante amanezca totalmente grafiteado.

Hacker Mate es una caja de sorpresas. No tiene rival jugando al ajedrez. Este juego le proporciona una claridad mental pasmosa y una capacidad de estrategia extraordinaria. Está empeñado en crear una nueva versión de ajedrez que sea más dinámica y un reto aún mayor jugando con la tridimensionalidad.

Cuando no está hackeando sistemas o creando obras de arte en las calles, Hacker Mate adora jugar a videojuegos en línea desafiando a otros jugadores. Y cuando le apetece jugar al aire libre, suele retar al ajedrez a la gente del parque donde a menudo atrae a multitudes curiosas cuando le ven competir contra varios oponentes a la vez.

Más allá de sus hazañas tecnológicas y artísticas, Hacker Mate se sumerge en el mundo de la música electrónica. Con sus conocimientos de programación, compone piezas únicas que mezclan ritmos urbanos con sonidos futuristas, creando bandas sonoras para sus propias aventuras. Esta pasión por la música le ha llevado a colaborar con DJ locales, añadiendo una dimensión sonora a sus creaciones.

Su sueño es usar su talento para las nuevas tecnologías y las matemáticas para hacer del mundo un lugar más creativo y justo. Un lugar donde la gente no tenga miedo a innovar, a crear nuevos avances y a expresarse libremente a través del arte urbano.

En los retos que Hacker Mate tiene reservados para ti, podrás adentrarte en el mundo de las nuevas tecnologías y experimentar con todo el conocimiento científico que puedas. ¡Prepárate para comerte a la reina, los peones y todos los retos que se te pongan por delante!

¡Qué maravilla, oye!

★

BATALLA MATEMÁGICA

Seguro que ya te lo has preguntado —siempre lo haces—. Piensas y creas posibilidades en tu cabeza antes de que las cosas sucedan. A eso se le llama actitud visionaria, un adjetivo que suele emplearse para calificar a la persona que, gracias a su creatividad, su imaginación o sus conocimientos, logra prever qué ocurrirá en el futuro. No lo confundas con un vidente, oráculo o sibilina, esto es otra cosa.

En respuesta a la pregunta que te estabas haciendo hace un momento, la respuesta es sí. Hacker Mate fue el típico friki en su juventud más granuda. Pero a medida que fue creciendo pasó a convertirse en un auténtico *crack* a los que todos aclamaban y, por supuesto, no paraban de admirar y flipar con todo lo que se le pasaba por la capucha —cabeza no sabemos si tenía porque siempre siempre iba con la parte de arriba de la sudadera tapando sus cabellos y a veces incluso la mitad de sus brillantes ojos—.

¿Era Hacker Mate un tío introvertido?, ¿o necesitaba cierta intimidad para crear? Ambas respuestas son correctas, pero lo que nadie supo nunca es que debajo de esa aparente capa de invisibilidad los pensamientos de este chico nada tenían que ver con pasar desapercibido. Es más, le flipaba la magia y desde muy pequeño soñaba con ser un mago de alto *standing*. Ser el más famoso de los ilusionistas del mundo. Así fue haciendo sus pinitos, eso sí, siempre en la intimidad de su habitación. Podía pasar horas y horas leyendo sobre

★

magia, magos y mágicos escenarios. Le encantaban las palabras como «abracadabra» y *«hocus-pocus»* y tenía un baúl lleno de varitas, capas y sombreros de copa.

Lo que más le flipaba de la magia era precisamente su opuesto: la explicación racional a los trucos. Su afán era descubrir cómo llegar hasta el fin del truco, explicar de manera racional qué estaba pasando entre bambalinas, cómo podía explicarse aquel fenómeno tan sorprendente. ¿Qué diría la ciencia en cada uno de los pasos que estaba dando aquel mago?

Un día, Hacker Mate decidió combinar su amor por la magia con su pasión por la ciencia. Se convirtió en un mago científico o cientimago, como se denominaba a sí mismo. Diseñó un truco de magia basado en un principio científico real: la levitación con superconductores. Con un poco de investigación y un montón de creatividad, creó un truco que dejó a todos boquiabiertos. Usó un imán de neodimio y un trozo de material superconductor enfriado con nitrógeno líquido. Colocó el imán encima del superconductor y, *voilà!,* el imán comenzó a flotar en el aire.

Llamó a sus amigos para mostrarles su asombroso truco de magia. Con una sonrisa traviesa y una pizca de teatralidad, les pidió que se acercaran.

—A la de tres, verán cómo la ciencia se convierte en magia —dijo.

Uno, dos, tres… y el imán se elevó lentamente. Sus amigos no podían creer lo que veían.

—¡Esto es pura magia! —exclamaron.

Hacker Mate, que tenía complejo de profe, no perdió la oportunidad de explicarles la ciencia detrás de esta ilusión. Les habló de los superconductores, del efecto Meissner y de cómo los campos magnéticos interactuaban de manera sorprendente.

Sus amigos quedaron tan impresionados por la explicación como por el truco en sí. Había logrado combinar la maravilla de la magia con el poder de la ciencia, creando algo verdaderamente especial. Así, en cada nueva hazaña, en cada nuevo truco, demostraba que la ciencia y la magia no estaban tan lejos la una de la otra, sino que podían coexistir para crear maravillas que dejaban a todos sin palabras.

Y recuerda, siempre hay un toque de magia en la ciencia, solo tienes que abrir los ojos y dejarte maravillar.

★

CRAZY CHESSBY

¿Qué obtienes cuando mezclas la energía salvaje del *rugby* con uno de los juegos más antiguos de la historia? Energía y templanza, el yin y el yang. Opuestos, extremos e incongruencias. Esto es lo que define la vida de Hacker Mate mientras se mueve en un perfecto equilibrio en este galimatías de *hobbies,* aficiones y talentos.

Hacker Mate se desplaza entre la tranquilidad y el silencio de su sala de estudio, donde pasa horas delante de todo tipo de pantallas, y la adrenalina que siente tras haber pasado la noche buscando lugares recónditos donde plasmar su firma. La combinación de estas dos facetas aparentemente contradictorias es lo que le hace tan único y especial.

Un día, mientras estaba en una intensa partida de ajedrez en el parque, observando a sus oponentes con la misma mirada calculadora con la que escanea códigos informáticos, se le ocurrió una idea loca. Recordó cómo se sentía corriendo por el campo de *rugby,* con el viento golpeando su rostro y la adrenalina fluyendo a través de sus venas. «¿Y si pudiera combinar estas dos pasiones?», pensó. Así, en un arranque de inspiración, decidió fusionar el ajedrez y el *rugby* para crear un nuevo juego emocionante y caótico.

Cada pieza de ajedrez tendría la posición de un jugador en el campo de juego. Los peones se convertirían en la primera línea de ataque, como los delanteros de *rugby,* siempre listos para chocar con fuerza y formar *rucks* y *mauls.* Los

★

caballos representarían a los veloces *wings,* capaces de dar giros inesperados y moverse como los saltos de caballo en el ajedrez. Las torres serían los robustos *«segundas líneas»,* inamovibles y estratégicamente colocados para proteger el *line,* al igual que protegen las alturas. Los alfiles, con su capacidad de moverse en diagonales, simbolizarían a los *«zagueros»,* quienes siempre encuentran caminos inesperados para avanzar y distribuir el juego. Y, por supuesto, el rey y la reina serían el «medio melé» y «apertura», aquellos que deben ser protegidos a toda costa y pueden cambiar el rumbo del juego con sus decisiones estratégicas.

Hacker Mate no solo rediseñó las piezas, sino que también inventó nuevas reglas que fusionaban ambos deportes. En su versión, llamada Chessby, el tablero de ajedrez tenía la forma de un campo de *rugby,* con líneas de ensayo y zonas de golpeo. Las piezas podían placar a otras, eliminándolas del tablero de una manera mucho más agresiva que el simple capturar. Además, cada pieza tenía un movimiento especial de *rugby,* como un *drop* o un «melé» que podían usar una vez por juego para sorprender a sus oponentes.

La primera vez que presentó Chessby a sus amigos, estos le miraron con incredulidad.

—¿Ajedrez y *rugby* juntos?, ¿en serio? —preguntaron riéndose.

Hacker Mate, con una sonrisa traviesa, comenzó a explicar las reglas locas que se le habían ocurrido.

—Imagínate al caballo placando al peón y lanzándolo fuera del tablero —dijo—. O la torre haciendo un ensayo.

★

Sus amigos, intrigados y emocionados, decidieron darle una oportunidad. Y así, en medio de risas y gritos de emoción, el primer partido de Chessby tuvo lugar.

Lo que empezó como una idea estrambótica se convirtió en una verdadera pasión. Cada fin de semana, Hacker Mate y sus amigos se reunían para jugar a Chessby, inventando nuevas estrategias y celebrando cada victoria con la misma intensidad con la que se celebra un ensayo en el *rugby*.

Y, por supuesto, cada partida terminaba con una explicación detallada de las estrategias utilizadas, porque Hacker Mate siempre encontraba una manera de enseñar algo nuevo.

Y tú, ¿quieres saber más? Pues pasa página, máquina, ¡que esto sigue!

★

GRAFITI ESPACIAL

Bienvenido al misterioso mundo de Hacker Mate. Su nombre..., sí, ya, seguro que a estas alturas ya estás pensando que no te he dicho el nombre real de Hacker Mate. Lo cierto es que no puedo decírtelo, así que ¡shhhh! Hacker Mate, al igual que muchos artistas, prefiere mantener su anonimato y él mismo inventó este seudónimo que refleja a la perfección su pasión por el ajedrez y la informática, entre otras muchas cosas.

En el mundo del arte, hay muchas preguntas por resolver. Multitud de estudiosos y eruditos aún hoy siguen preguntándose e intentando dar respuesta a la pregunta «¿qué es el arte?». Varios autores defienden que el arte es una especie de mezcla entre lo que el artista quiere comunicar al mundo, lo que transmite a quien lo observa, el momento en que se ha creado y la intención con la que se creó.

Haciendo uso de la famosa frase de Hamlet, príncipe de Dinamarca, y tuneándola un poco, diríamos: «Ser arte o no serlo, esa es la cuestión». Por eso, no somos quién para decidir qué es arte y qué no. Sin embargo, lo que sí podemos y debemos hacer es disfrutar al máximo de todo el arte que nos rodea. Desde una pequeña pieza, creada por un artista de poco renombre, hasta la más famosa de las obras de todos los tiempos. ¿Y cómo? Visitando museos, buscando en los libros, saboreando cada una de las notas que ofrece la música y sus composiciones, admirando esculturas de gran o pequeño tamaño, moviendo nuestro cuerpo al son de lo que nos dé la gana o simplemente mirando a otros que lo hagan superbién. Pero, sobre todo, observando y mirando todo lo que ocurre a tu alrededor. En el momento menos esperado, puedes toparte con una obra de arte y, sí, ¡en la mismísima calle! Es lo que se conoce como arte callejero y hay muchas opiniones al respecto, pero lo que está claro es que muchas de las creaciones que podemos admirar mientras caminamos por la calle son una auténtica pasada.

Hacker Mate pensaba mucho en esto y una noche mientras contemplaba la ciudad desde su escondite en una azotea le vino la inspiración. El cielo estaba despejado y las estrellas parecían susurrarle ideas al oído. Fue entonces cuando se le ocurrió una idea descabellada: ¿cómo sería el arte si los extraterrestres lo crearan? ¿Sería utópico, representando un futuro esperanzador, o distópico, mostrando los miedos y las sombras de lo desconocido?

Decidido a explorar esta idea, Hacker Mate comenzó a diseñar una serie de obras que desafiarían la percepción humana y sorprenderían a todos los que las vieran. Utilizó colores brillantes y formas geométricas para crear paisajes surrealistas que parecían sacados de otro mundo. Líneas onduladas y figuras imposibles se mezclaban con sombras oscuras y detalles intrincados, creando una sensación de movimiento y profundidad que parecía cobrar vida ante los ojos del espectador.

Sus murales comenzaron a aparecer por toda la ciudad. En una esquina, una criatura alienígena parecía emerger de

★

un vórtice de colores psicodélicos, mientras que en otra una utopía futurista con rascacielos flotantes y plantas bioluminiscentes iluminaba la noche. Cada obra contaba una historia, una visión de lo que podría ser o lo que temíamos que fuera. La gente se detenía maravillada, tratando de desentrañar los secretos escondidos en cada trazo y cada sombra.

Hacker Mate no solo utiliza pintura. Incorpora luces led para resaltar ciertos elementos de sus obras durante la noche y espejos que reflejan la luz del sol de manera que el mural cambie de aspecto a lo largo del día. Añade pequeños detalles en código binario que, una vez descifrados, revelan mensajes ocultos sobre la naturaleza del arte.

Una noche, mientras trabajaba en un nuevo mural en un callejón oculto, se le unieron algunos amigos curiosos. Con su sonrisa traviesa, Hacker Mate les explicó su visión:

—El arte no tiene límites. Puede ser cualquier cosa y todo al mismo tiempo. Los extraterrestres no están tan lejos como pensamos; son simplemente partes de nosotros mismos que aún no hemos descubierto.

Sus amigos, fascinados y un poco desconcertados, empezaron a ver el mundo con nuevos ojos.

Así, Hacker Mate siguió creando, fusionando ciencia y magia, realidad y ficción, en cada nueva obra. Cada mural es un desafío a la percepción, una invitación a ver el mundo desde una perspectiva completamente nueva.

¿Cómo te quedas?

PIXEL POWER

Hacker Mate mola y lo sabes.

Todo su amor por la magia, la ciencia y el arte callejero dio lugar a una fusión única. Pronto, su afán de superación y de marcarse retos cada vez más difíciles hizo que en su cabeza no parase de crear situaciones en las que se veía haciendo el gran truco de magia jamás visto. En lugar de hacer desaparecer cosas como en la mayoría de los trucos que había visto, Hacker Mate quería sorprender al mundo haciendo aparecer algo grandioso. Pensó en cómo sería la cara de los habitantes de un gran edificio si se levantaran por la mañana y, al abrir las persianas de su casa, vieran frente a ellos un grafiti de dimensiones colosales. ¡*Babum*! Como por arte de magia, haría aparecer obras gigantes en una sola noche.

Para ello, tendría que crear patrones lo más grandes posibles, que juntos dieran lugar al más bello de los cuadros expuestos en un museo, pero en la mismísima calle, a la vista de todos y para el disfrute del mundo entero, sin excepciones. Pensó y pensó. Pasó varias noches investigando sobre el tema. Sabemos que fueron noches porque sabía que le costaría adaptarse al horario nocturno una vez que empezara a crear, así que poco a poco fue adaptando sus ciclos circadianos para poder descansar durante el día y pasar la noche en vela, primero estudiando y creando y después dándole al espray.

Fue en una de estas noches en vela cuando Hacker Mate se sumergió en el fascinante mundo del arte digital. Mientras

★

navegaba por la red, encontró ejemplos de arte creado con patrones matemáticos y píxeles que le parecieron alucinantes. La idea de combinar estos conceptos con su pasión por el arte callejero lo llevó a una nueva obsesión: crear una obra maestra digital que desconcertara a todos los que la vieran.

Descubrió así la fórmula para crear, en tamaño sorprendentemente grande, patrones que gastarían el mínimo de tinta posible, pero que darían un color y relieve excepcionales. ¡Píxel! ¡Píxel! Patrones matemáticos, en forma de píxel, darían vida a las más divertidas escenas, personajes y paisajes, eslóganes y formas, como si de un caleidoscopio matemático se tratara.

Decidido a llevar su visión a la realidad, Hacker Mate comenzó a desarrollar su técnica. Utilizaba complejas fórmulas matemáticas para diseñar patrones pixelados que, cuando se ampliaban, formaban imágenes psicodélicas que parecían vibrar y moverse ante los ojos del espectador. Cada píxel era cuidadosamente colocado para maximizar el impacto visual con el mínimo de recursos.

Una noche, mientras estaba frente a su ordenador, se le ocurrió una idea brillante. Utilizaría algoritmos de fractales, patrones matemáticos que se repiten a diferentes escalas, para crear murales que parecerían infinitos. Trabajó incansablemente, ajustando y perfeccionando sus diseños hasta que estuvo listo para llevarlos a las calles.

Con su plan en marcha, Hacker Mate comenzó su primer gran proyecto en un edificio abandonado en el centro de la ciudad. Armado con su equipo digital y una colección de es-

★

práis de pintura, pasó la noche transformando la fachada en una obra maestra.

Cuando el sol salió, los habitantes de la ciudad despertaron para encontrar una increíble obra de arte frente a ellos. Los murmullos de asombro y admiración llenaron el aire. Los patrones matemáticos y los píxeles creaban una imagen que parecía moverse y cambiar con cada ángulo y con la luz del día. Era como si un portal a otro mundo se hubiera abierto en plena calle, una locura psicodélica que nadie podía ignorar.

La noticia de esta increíble obra de arte se esparció rápidamente y, pronto, personas de todas partes venían a ver la creación de Hacker Mate. No solo se maravillaban por la belleza de la obra, sino también por la complejidad matemática detrás de ella.

No sé tú, pero yo siento que el cerebro me va a explotar con tanta belleza. ¿Tendré síndrome de Stendhal?

★

NUEVO IDIOMA: *WizhTongue*

Como no podía ser de otra forma, el nivel de frikismo de Hacker Mate no tiene límites. Cansado de ser un incomprendido desde que tiene uso de razón y viendo que sus grafitis tenían cada vez más éxito en las calles de todo el planeta, decidió autoproclamarse DataWizh, un título que resonaba con su alma de genio en la sombra. Decidió crear un lenguaje exclusivo que solo aquellos con un interés genuino en aprenderlo y entenderlo podrían descifrarlo.

Así fue como, en varias sesiones de trabajo —esta vez diurno—, llegó a crear su propia lengua, que denominó *WizhTongue,* una mezcla hilarante de sonidos y de símbolos que volvería loco de risa a cualquiera tan solo con intentar pronunciarlos. ¡Y ni hablar del aumento de serotonina que provocaría aprenderlos, elevándose a lo *moonshot* como un proyecto audaz de Wall Street!

Reunió a su gente de confianza y se dividieron en equipos para que sus imaginaciones despegaran como cohetes hacia el infinito ciberespacial. Se preguntaron qué términos informáticos les parecían más intrigantes y qué palabras asociarían con *hackers,* ajedrez, grafiti, *rugby* y robótica. Las risas no se hicieron esperar cuando alguien sugirió que *reboot* debería sonar como un estornudo alienígena.

Empezaron a diseñar el alfabeto de su nuevo idioma, incorporando símbolos inspirados en el mundo de la informática y el *hacking.*

—¿Qué tal si incluimos algunos caracteres que recuerden a líneas de código o circuitos electrónicos? —se preguntaron.

Las vocales parecían emojis y las consonantes tenían más curvas que una montaña rusa.

Introdujeron términos y conceptos relacionados con el ajedrez en su idioma. ¿Cómo se diría «movimiento de caballo» o «jaque mate» de una manera única y futurista? Decidieron que «jaque mate» se traduciría como *'Kaboom Nexus!'*, porque nada dice más fin del juego que una explosión intergaláctica.

Añadieron elementos del grafiti a su idioma, como palabras con un estilo callejero y rebelde. ¿Qué términos usarían para expresar creatividad y rebeldía en las calles de su nuevo mundo lingüístico? «Creatividad» se convirtió en *'sprezzura'* y «rebeldía» en *'graffitastik'*.

Para poner un toque de deportividad en su idioma, «ensayo» se convirtió en *'trylum'* y *«scrum»* en *'mechamash'*.

Una vez que desarrollaron su idioma, lo pusieron a prueba en el campo de batalla. Crearon diálogos, cuentos e incluso poesía usando exclusivamente su nuevo idioma. ¿Cómo sería una conversación entre *hackers* en medio de un partido de *rugby* virtual mientras decoran un muro digital con grafiti? *«Sprezzura, Trylum, Kaboom Nexus!»* resonaba mientras el equipo de *WizhTongue* lograba una obra maestra pixelada.

Por último, organizaron una presentación donde explicaron las características de su idioma. «Hola» en *WizhTongue* se pronuncia *'netwave'* y «adiós» es *'byte-aloha'*.

Casi sin darse cuenta y como si de una plaga se tratara, empezaron a aparecer adeptos al nuevo idioma creado por

★

el equipo de Hacker Mate. Tanto que se les conocía en el mundo entero como *wizhtonguers*. ¿Eres capaz de imaginar cómo dirían «frikis» en su nueva jerga? *'Geeksquadron'*, por supuesto.

Las travesuras de Hacker Mate continuaron, pero te las cuento en la próxima aventura.

Y tú, ¿te imaginas creando un idioma propio que deje a todos sin habla? De locos…

★

LABORATORIO DE SABORES

¿Hueles eso? Es una mezcla de especias y de ácido butírico —nada que ver con olor a buitre, que te veo venir—, pero lo que está claro es que es un olor que no sé bien si dan ganas de comer o vomitar. ¿Qué estará tramando nuestro *hacker* ahora?

Como sabes, Hacker Mate siempre está buscando nuevos desafíos. Después de dominar el arte callejero, la robótica, el *hacking* y hasta la creación de su propio idioma, decidió aventurarse en un territorio completamente desconocido para él: la cocina. Pero, por supuesto, no se trataba de cocinar una simple cena. Hacker Mate quería fusionar la ciencia y el arte culinario para crear una experiencia gastronómica que dejara a todos con las papilas gustativas danzando.

Así fue como nació su nueva identidad: el GastroAlquimista. No se trataba de un simple chef, sino de un científico culinario que transformaría la comida en auténticas obras de arte comestibles.

Todo comenzó un mediodía en su laboratorio secreto, rodeado de ordenadores, libros de química y física y una nevera llena de ingredientes exóticos. Hacker Mate decidió que su primer gran experimento culinario sería algo totalmente innovador, un plato que combinaría elementos científicos y artísticos.

Primero, diseñó una estructura molecular para cada uno de los platos. Usando impresoras 3D de filamentos comestibles, moldeó los ingredientes en formas geométricas perfectas. «Si puedes programar un algoritmo, ¿por qué no programar una cena?», pensaba mientras veía cómo la impresora creaba un cubo perfecto de gelatina de frutas, con capas alternas de fresas, mangos y kiwis.

Después, comenzó a jugar con las texturas. Hacker Mate utilizó nitrógeno líquido para crear esferas crujientes que al morderlas liberaban una espuma de sabores inesperados. Imagina un «esferificado» de jugo de naranja que explota en tu boca, dejando un rastro de burbujas efervescentes.

—¡Es como masticar un refresco! —exclamaba entre risas.

No podía faltar la presentación artística. Cada plato debía ser una obra de arte. Hacker Mate diseñó platos que parecían cuadros de Kandinsky, con líneas de salsa de colores brillantes y puntos de puré perfectamente colocados para crear una sinfonía visual.

—¿Quién dijo que no se puede pintar con comida? —murmuró mientras daba los últimos toques a su creación.

Finalmente, llegó el momento de la prueba de campo. Invitó a sus amigos más cercanos, un grupo variopinto de artistas, científicos y *hackers,* a una cena que nunca olvidarían. Al entrar en la sala, se encontraron con un ambiente futurista: mesas iluminadas con luces led, música electrónica suave y hologramas de menús flotando en el aire.

El primer plato fue un cubo de sorpresas, una gelatina multicolor que contenía en su interior pequeños explosivos de sabores ácidos y dulces. Cada bocado era una experiencia diferente.

★

—¡Es como si cada cubo tuviera personalidad propia! —decía uno de los comensales entre risas.

El plato principal era una obra maestra de ingeniería culinaria: un volcán de sabores. Un crujiente exterior de pasta filo contenía un guiso de mariscos y, al cortar el volcán, una espuma de azafrán y limón brotaba como lava.

—¡Es como ver el Etna en erupción, pero en tu plato! —exclamó otro invitado, maravillado.

El postre, llamado `nebulosa dulce´, era un espectáculo en sí mismo. Utilizando alginato de sodio y cloruro de calcio, Hacker Mate creó pequeñas esferas de chocolate que flotaban en una solución de té de hibisco. Al colocar las esferas en la boca, se deshacían dejando un rastro de dulzura celestial.

—Esto es más que un postre, ¡es una experiencia cósmica! —decía un amigo con una sonrisa de oreja a oreja.

Al finalizar la cena, los comensales estaban ojipláticos, nunca mejor dicho. Y así, el GastroAlquimista continuó su viaje, demostrando que no hay límites cuando se trata de creatividad y pasión.

¿Qué será lo próximo? Tal vez una cena en gravedad cero o un pícnic en realidad virtual. Con Hacker Mate todo es posible y la aventura nunca termina. ¡Brutal!

★

it's time to rebel.
Break the rules!

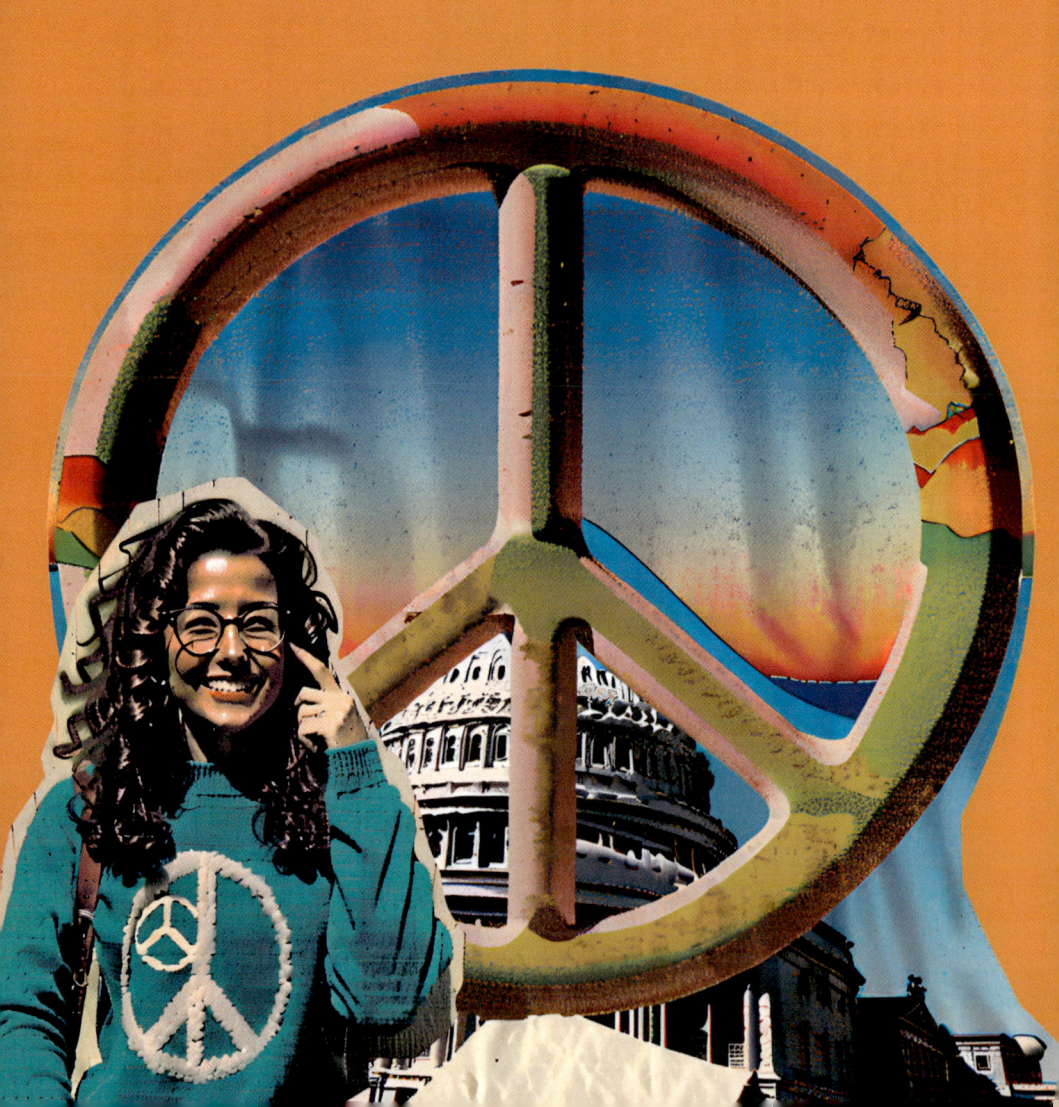

CAPÍTULO VI

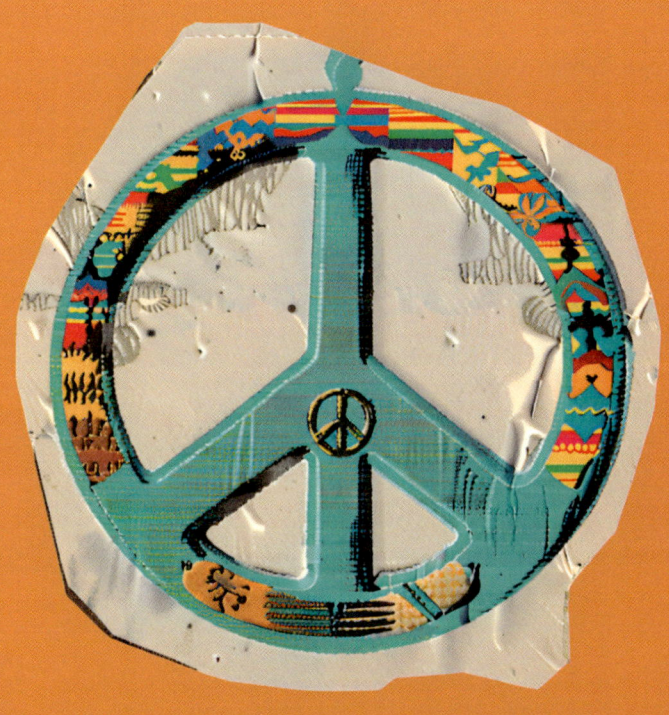

REBE LION

Una chica con auténtico espíritu animal. Así es Rebe Lion. Con una melena rizada y alborotada, que la hace parecer una leona, lleva en su mirada un fuego indomable. Adorna su cuello con collares y colgantes espirituales, cada uno con un significado profundo, como un mapa de su alma. Su sonrisa es cálida y acogedora, capaz de derretir el hielo más espeso, pero su mirada refleja una actitud feroz y una determinación inquebrantable, lista para defender todo en lo que cree con una intensidad que asusta y a la vez inspira.

Defender y proteger el bienestar de los animales es su misión en la vida, una misión que la ha convertido en una guerrera moderna. Su actitud emprendedora la ha llevado a crear varios proyectos y empresas, todos con el objetivo de mantener y crear las reservas naturales de animales más grandes y completas del mundo. Su capacidad de oratoria y habilidades sociales son tan impresionantes que atrae inversores de todas partes del mundo, hipnotizados por su pasión y visión. Cuando habla, es como si las palabras tuvieran vida propia, danzando en el aire y sembrando sueños en los corazones de quienes la escuchan. A veces, estar reunida con tantos inversores y manejando tantas expectativas hace que necesite recurrir a la meditación. Gracias a esta práctica, consigue equilibrar su mente y alcanzar un alto estado de paz mental antes de tomar decisiones importantes. Es en esos momentos de calma interior cuando encuentra la claridad y la fuerza necesarias para seguir adelante.

La música africana es su favorita. ¡Cómo no! Sus ritmos y melodías son el latido de su corazón. A menudo, organiza eventos y conciertos para recaudar fondos para sus reservas naturales y santuarios. Los contactos y las fusiones comerciales son fundamentales para conseguir sus metas. En estos eventos, no solo recauda dinero, sino que también construye una comunidad, una tribu de almas afines unidas por un propósito común.

Cuando necesita practicar deporte, Rebe Lion coge su arco. La concentración y precisión que requiere el tiro con arco es algo que siempre le ha fascinado. Pasa horas practicando, en un estado casi meditativo, donde cada respiración y cada movimiento son una danza con el viento. Dicen que podría acertar a una moneda lanzada al aire y quienes la conocen no dudan ni por un momento de que esto sea verdad.

Pues bien, querido Cerebro que estás leyendo estas palabras con ojos estupefactos y ansias de querer saber más y más, quiero revelarte algo importante. Algo que cambiará la forma en que ves esta movida en la que te has metido. Hasta aquí, has conocido a Rebe Lion como un personaje más de este libro. Pero la verdad es que Rebe Lion soy yo.

Sí, yo soy quien ha escrito cada palabra, quien ha compartido cada aventura de estos cerebritos y cada sueño contigo. Pero hay algo más que necesito que sepas, algo aún más vital y trascendental: tú no solamente estás leyendo esta his-

★

toria. Eres una parte fundamental de ella. Tú eres esos animales por los que lucho, pero, en realidad, eres mucho más que eso. Eres una persona con un potencial inmenso, con una capacidad de transformación y cambio que puede mover montañas.

¿Quieres saber más? Ahora que sabes quién soy, da algo más de vergüenza, pero vamos allá.

★

PERSONAL BRANDING: EL IMPACTO DE UNA FLECHA

A pesar de haber crecido en un pequeño y pintoresco pueblo de montaña, desde temprana edad mostraba una determinación y valentía poco comunes, características que siempre me distinguían del resto. Mi padre, un hombre de espíritu libre y aventurero, solía llamarme cariñosamente cabeza de león, en alusión a mi coraje y mi melena rizada y salvaje que le recordaba a la majestuosidad de ese animal. Para mí, ese apodo se convirtió en una especie de insignia, un símbolo de mi fuerza interior y mi personalidad cada día más indomable.

De pequeña, era una niña curiosa y siempre andaba buscando respuestas a las preguntas que surgían en mi mente. Este hecho daba más que un quebradero de cabeza a quienes me conocieron y ahora entiendo por qué.

Mi cabeza nunca dejaba de trabajar; era como si un río de ideas y pensamientos fluyera constantemente. Podía pasar horas leyendo sobre cualquier tema que captara mi interés, desde la biología de los animales hasta la historia de antiguas civilizaciones, pasando por las novelas de miedo, que me volvían loca, aunque después no pudiera dormir en toda la noche. Mi sobredosis de imaginación me llevaba unas veces a inventar mundos fantásticos y a soñar con aventuras imposibles, y otras, a mostrarme escenas que me hacían arrepentirme de haber leído tantos libros de terror durante el día. Menos mal que siempre he tenido un sentido del humor travieso y me encantaba reírme hasta de mí misma y mis ocurrencias. A menudo, organizaba pequeñas obras de teatro en casa, donde interpretaba a personajes extravagantes, haciendo que mis amigos y familia se doblaran de la risa.

Pero no todo era diversión. También era bastante rebelde e inconformista. Recuerdo que una vez en el cole, durante una aburrida clase de Conocimiento del Medio, decidí que las lecciones necesitaban un toque más visceral. Esa misma tarde fui al carnicero de mi barrio y le pedí unos ojos de vaca. ¿Imagináis su cara? Al día siguiente, con una caja de plástico bien envuelta, llegué a clase y, con toda la solemnidad del mundo, empecé a explicar las partes del ojo que habíamos leído en un libro de texto el día anterior. La cara del profe fue un poema; primero palideció y luego pasó por todos los tonos del arcoíris. Mis compañeros no sabían si reír o gritar. ¡Fue épico! Por supuesto, terminé en el despacho de la directora, pero defendí mi caso diciendo que solo quería que la clase fuera más divertida y educativa. Creo que desde entonces supe que amaba la educación y la idea de hacer del aprendizaje algo emocionante y memorable.

Sin embargo, había algo que siempre me frustraba: los deportes. No importaba cuánto lo intentara, nunca se me dieron bien. En el cole, veía a mis compañeros destacar en fútbol, baloncesto y gimnasia. Yo, mientras tanto, apenas lograba seguirles el ritmo. Hubo un día particularmente embarazoso cuando en una carrera de relevos, en lugar de correr hacia la meta, me tropecé y caí rodando como un erizo desorientado. Mi sentido del humor me salvó de la vergüenza, pero por

★

dentro sentía una punzada de decepción. Esa experiencia me hizo pensar que nunca sería buena en ningún deporte, lo cual era difícil de aceptar para alguien tan autoexigente como yo.

Esa exigencia excesiva me llevaba a situaciones bastante cómicas. Una vez, decidí que quería aprender a hacer malabares. Me encerré en mi habitación con tres naranjas y no salí hasta que conseguí hacer al menos cinco lanzamientos seguidos sin que se cayeran. Salí victoriosa, con las manos pegajosas y una habitación llena de restos de naranjas aplastadas. Mi madre no estaba muy contenta, solo le faltó decir «rápido, bébete el zumo, que se le van las vitaminas!». Yo, sin embargo, sentí que había hecho una proeza.

Mi pasión por el tiro con arco comenzó gracias a los *hobbies* que compartía con mi padre. Él me enseñó a disfrutar de la naturaleza y a encontrar la paz en la simplicidad de los momentos. Juntos descubrimos el tiro con arco y, desde el primer momento en que sostuve un arco en mis manos, supe que había encontrado algo especial. Era como si cada flecha disparada me conectara con una parte más profunda de mí misma, una parte que ansiaba la concentración y la precisión que esta disciplina requería.

Encontré en esta práctica una forma de diversión y evasión. Soñaba con ser una arquera desde pequeña; me encantaban las películas y los cuentos donde aparecían arqueras valientes en mundos mágicos y me imaginaba a mí misma como una protectora del bosque, una defensora de la paz y la naturaleza.

Para darme a conocer en el mundo del tiro con arco y conectar con otros aficionados, decidí crear mi *Personal Bran-*

★

ding. Es como cuando creas una empresa y te inventas un nombre que dé sentido a tu proyecto. Empecé inventando un nombre que me identificara: Rebe Lion. Luego, diseñé una insignia mágica, una corona que simbolizara mi espíritu indomable y mi conexión con el rey de la selva.

No podía quedarme ahí. Sabía que un nombre y un símbolo no eran suficientes. Necesitaba algo más, algo que realmente capturara la esencia de mi misión. Así que creé un lema que reflejara mi propósito y pasión: «Salvaje y libre, como un cuesco». Con esto, mi marca personal comenzó a tomar forma y también alguna que otra burla, por qué no decirlo. Pero a mí me divertía y, de alguna forma, me gustaba esa forma sutil y atrevida de escandalizar a los demás.

Investigué sobre *marketing* y publicidad, leí libros, seguí cursos en línea y observé cómo otras personas habían construido sus marcas. Aprendí que la clave era ser auténtica y coherente, mostrar mi verdadera pasión y compromiso en todo lo que hacía.

Decidí que mi marca debía ser reconocida en todo el mundo, así que diseñé un logo llamativo pero simple, fácil de recordar por todos y en cualquier lugar del planeta. Empecé a compartir mis aventuras y logros en las redes sociales, utilizando fotos y vídeos que capturaran la magia y el misterio del tiro con arco y mi conexión con la naturaleza. Cada publicación era una historia, una invitación a unirse a mi viaje y a compartir mi pasión.

Ahora, querido Cerebro, te lanzo un desafío. Te invito a que te sumerjas en tu interior y encuentres aquello que te

★

apasiona, aquello que hace que tu corazón lata con fuerza. Crea tu propio personaje, inventa un nombre místico, una insignia mágica y un lema que te represente. No importa si a veces cuesta darte a conocer o si sientes que mucha gente no te entiende, ni siquiera tú mismo a veces. Lo importante es que te expreses y compartas tu esencia con el mundo.

¿Estás *ready* para darte a conocer?

★

SANTUARIO ANIMAL

A lo largo de mi vida, he conocido a muchos animales, la mayoría humanos. Muchos mamíferos, algunas aves y un pequeño número de reptiles. Valga decir que los primeros son mis favoritos, pero nunca dejo de cuidar a todos por igual, incluso a los más pequeños y aparentemente insignificantes. No soy capaz de matar ni a una mosca, por molesta que sea. ¿De qué se alimentarían, si no, el resto de la cadena?

Sin duda, de entre todos, solo uno ha sido y será siempre mi favorito. ¿Adivináis quién? Muchos estaréis pensando en alguno de mis amigos de cole, del instituto o de la universidad. Quizá algún compañero de trabajo o vecino. Y sí, la verdad es que en cada uno de estos lugares he conocido a personas increíbles que aún hoy siguen siendo compañeros de vida.

Mi mejor amigo, el más querido por mí y el que más me ayuda a seguir adelante en momentos fáciles y difíciles es Cross. Tan solo con mirarnos a los ojos nos entendíamos y compartíamos momentos que jamás olvidaré.

Cross llegó a mi vida cuando aún era una niña y, más de dos décadas después, seguimos estando unidos. Sí, sí, lo sé. Ahora crees saber que Cross es una tortuga porque ningún otro animal es capaz de vivir tanto tiempo, pero ¿de verdad pensabais que dejaría de contar con él por el hecho de no respirar?

Cross vivió feliz durante casi quince años y, como todos, fue envejeciendo hasta que un día su corazón dejó de latir.

★

Desde ese día, no he dejado de pensar en él ni un solo día y muchos de los proyectos que me siguen viniendo a la cabeza son gracias a la fuerza que pensar en Cross me aporta.

Durante años, visitamos decenas de lugares, caminamos durante horas por los campos y bosques, paseamos juntos sobre la nieve, nadamos en los pantanos más conocidos de nuestro entorno, nos acompañamos mientras tomábamos el sol o simplemente mirábamos el horizonte desde lo alto de una montaña. Nos queríamos de una forma que ninguno de los dos supo explicar. Y todo porque sí, porque solamente el hecho de estar cerca el uno del otro nos hacía sentir muy a gusto y porque cuando llevábamos algún tiempo sin vernos nos echábamos tremendamente de menos.

¿Te suena? Exacto, ese sentimiento que todos llevamos dentro y compartimos con alguno o muchos de los animales que nos rodean, sean humanos o no, se llama amor. Y gracias a ese amor que sentimos y que va creciendo a medida que vamos añadiendo gente y experiencias a nuestras vidas nos sentimos bien, qué digo bien, nos sentimos la mar de bien. ¿Y qué pasa cuando alguno de estos amigos desaparece? Pues que no dejan de ser amigos, claro. Siguen siéndolo de otra forma, llamémoslo, más abstracta. Como cuando un colega que hemos conocido en un campamento de verano se va a su casa y tardamos en verle tanto tiempo que se nos hace eterno. Exacto, es como amar en la distancia, pero, en definitiva, sigue siendo amor, ¡y del bueno!

Tras el fallecimiento de mi amigo Cross fue cuando se me ocurrió el proyecto más difícil de mi carrera emprendedora.

★

Sobre todo, difícil porque no me encontraba en mi mejor momento tras la despedida. Quise darle el mejor de los regalos, un lugar donde poder recordarle y seguir agradeciéndole cada día los buenos momentos que vivimos juntos. Creé un santuario animal *online.* En él, los amigos de niños y adultos de todo el mundo podrían disponer de un lugar sagrado donde guardar sus recuerdos. Una especie de red social donde se comparten lágrimas de tristeza y de emoción a partes iguales. ¿Se te ocurre una forma mejor de compartir alegrías y penas tras la despedida de un gran amigo?

En un momento dado, no recuerdo cómo, supe que tenía que hacer algo más para promover mi santuario de animales. Decidí crear un vídeo de presentación. Quería que fuera legendario, algo que realmente inspirara a la acción. Empecé a planificar el vídeo, pensando en cada detalle. Primero, escribí un guion que utilizara un lenguaje poderoso, lleno de imágenes y metáforas que capturaran la esencia de mi misión. Quería que la gente sintiera lo mismo que yo sentía cada vez que pensaba en Cross.

Recluté a algunos amigos para que me ayudaran a filmar. Fuimos al bosque, al río y a la montaña, lugares donde Cross y yo habíamos pasado tanto tiempo juntos. Cada escena fue cuidadosamente grabada para mostrar la belleza y la majestuosidad de la naturaleza. Utilicé disfraces y accesorios para darle un toque mágico y divertido al vídeo. Incluso hubo un momento en que tuve que hacer una toma lanzando una flecha a través de un aro en llamas. ¡Fue tan emocionante como peligroso, pero valió la pena!

La edición del vídeo fue una labor de amor. Añadí música conmovedora y efectos visuales que realzaran cada escena. Cuando finalmente terminé, supe que tenía algo especial. Al publicar el vídeo, utilicé mensajes persuasivos para motivar a las personas a contribuir con fondos para el santuario. Las reacciones fueron increíbles. La gente se sintió inspirada, conmovida, y muchos comenzaron a donar y a compartir el vídeo con otros.

En cuestión de poco tiempo, tanta gente se vio involucrada en el proyecto que empezaron a llamarlo «Crossfunding». Así fue como nació un espacio donde compartir y conocer gente. ¡Ahora somos millones de personas los que contamos nuestras historias a través de la plataforma! Y tú, ¿tienes algo que contar?

★

HEXATLÓN DEL CAMBIO

¿Alguna vez has soñado con ser parte de algo grande, emocionante y lleno de intríngulis? Pues, ¡prepárate! Quiero invitarte a organizar juntos un hexatlón —no estoy segura de si se dice así o me lo he inventado—. Un evento épico donde participantes, como tú y yo, colaboramos en equipos para desarrollar soluciones tecnológicas innovadoras para un problema social específico. Imagínate esto: un grupo de mentes brillantes, refresco, té o agua en mano, listos para cambiar el mundo con una lluvia de ideas tan potente que haría temblar hasta a la mismísima Lise Meitner.

En este hexatlón, cada equipo trabajará arduamente para crear su solución y presentarla ante un panel de jueces, como en un concurso de *start-ups.* Será como una escena de película, con luces brillantes, grandes aplausos y, por supuesto, el típico discurso motivador. Pero, ¡espera!, no solo será trabajo duro. Este evento también estará lleno de risas, chistes malos sobre *bugs* en el código y probablemente algún que otro meme de programadores.

El objetivo de este evento será fomentar la innovación social a través de la tecnología y la presentación de ideas. Quiero que juntos creemos un entorno donde la colaboración y la comunicación sean la clave del éxito. Y para daros a conocer al mundo, ¿qué tal si aprendemos a hacer un *elevator pitch* o incluso a organizar una charla TED? Imagina subirte al escenario, micrófono en mano, y dejar a la audiencia parali-

★

zada con tus ideas. Un *elevator pitch* es como un chiste corto pero impactante, debes capturar la atención de tu audiencia en cuestión de segundos; mientras que una charla TED es como contar una historia emocionante que inspire y motive a otros. ¡Tú eliges!

A lo largo de este hexatlón, aprovecharemos las competencias de nuestros cinco personajes favoritos. Flora Inkspire nos enseñó la importancia de tomar la iniciativa, mientras que L.A.Dron nos recordó que la curiosidad es el motor de la innovación. Tono Moto trajo su creatividad desbordante, Bioleg-TA nos mostró cómo superar cualquier obstáculo, Hacker Mate nos demostró que el trabajo en equipo hace la fuerza y yo, Rebe Lion, estaré ahí para infundir el espíritu emprendedor que necesitamos para triunfar.

Para concluir, quiero resaltar la importancia de combinar todas estas características en cualquier proyecto que emprendamos. Este proceso es esencial para llevar a cabo cualquier iniciativa o la creación de una empresa en el futuro. Te animo a que, después de leer este libro, hagas una propuesta creativa y un poco loca. Preséntala al mundo a través de nuestras redes sociales, comparte tu visión con la comunidad que hemos creado juntos. Puedes hacerlo mediante un vídeo, un correo explicando tu proyecto o incluso ambas cosas. ¡No te cortes! Pide ayuda, involucra a más miembros y que la banda crezca. ¡Cuantos más seamos, mejor!

★

Entonces, ¿te animas a unirte a esta aventura y organizar el hexatlón más increíble del planeta? ¡Vamos a cambiar el mundo juntos, tres *bytes* para nosotros!

Hip Hip, Byte!
Hip Hip, Byte!
Hip Hip, Byte!

★

CARTA FINAL, QUE NO DE DESPEDIDA

Querido Bro:

Ahora sí que sí. Esto ha llegado a su fin, pero tengo buenas noticias. No es más que el principio. Si has llegado hasta aquí, tengo algo más que contarte.

Sé quién eres. Conozco tus luchas, tus miedos, tus sueños. Conozco la fuerza que llevas dentro, una fuerza que quizá aún no has descubierto por completo. Por eso he creado este libro, porque creo en ti, en esa fuerza y en tu capacidad para hacer del mundo un lugar mejor. Ahora es tu turno. Quiero que te conviertas en un nuevo miembro de la banda, en un guerrero o una guerrera con espíritu animal. Recuerda que *eres más fuerte de lo que crees y más valiente de lo que imaginas.*

Imagina el poder que tienes en tus manos. Dentro de ti hay un león, un águila, un lobo, un ser indomable y libre. Tienes la capacidad de soñar, de crear, de cambiar el mundo. Cada obstáculo que encuentres es solo una oportunidad para demostrar tu fuerza. Cada miedo es una puerta que puedes atravesar para encontrar tu verdadera valentía. Cada sueño que persigues es una estrella que puedes alcanzar.

Juntos podemos enfrentar cualquier desafío. Juntos podemos construir un mundo donde los sueños se hagan realidad, donde cada ser vivo tenga un lugar seguro y lleno de amor.

Quiero que te levantes y te mires al espejo. Mira bien, porque ahí está la persona que tiene el poder de cambiar su vida y la vida de otros. Confía en ti, en tu capacidad para superar cualquier cosa que se cruce en tu camino.

Y hablando de caminos, quiero recordarte a los personajes que has conocido en este viaje. Flora Inkspire, con su capacidad para encontrar belleza y esperanza en cada rincón del mundo, te ha mostrado que la inspiración puede surgir de cualquier lugar. L.A. Dron, con su insaciable curiosidad y su afán por descubrir, te ha enseñado a nunca dejar de hacer preguntas y buscar respuestas. Bioleg-TA, con su perseverancia y afán de superación, te ha demostrado que los límites están solo en la mente y que siempre puedes ser mejor de lo que fuiste ayer. Tono Moto, con su creatividad desbordante, te ha inspirado a pensar fuera de la caja y a ver el mundo como un lienzo lleno de posibilidades. Hacker Mate, con su inteligencia y capacidad para resolver problemas, te ha mostrado que cada desafío es una oportunidad para aprender y crecer.

Y yo, Rebe Lion, estoy aquí para motivarte y ayudarte en todo lo que necesites. Estoy aquí para recordarte que tienes una banda de Cerebros con espíritu animal listos para enfrentar cualquier reto a tu lado.

Ahora, pequeño gran Bro, te animo a que crees tu propio personaje. Cuéntale al mundo o a mí sobre tus logros, tus inventos, tus ideas. Y también está bien si le das un poco de fantasía a la cosa. ¡Aprovecha esa creatividad que te sale por las venas! Cuando seas mayor, querrás saber por qué

★

eres como eres y, cuando leas todo lo que se te ha ido ocurriendo a lo largo de tu vida o a lo largo de esta lectura, no podrás parar de reír, llorar y sentirte más que orgulloso de todo lo que leas y recuerdes.

No te olvides de la importancia de buscar amigos y rodearte de personas con tus mismos intereses. Compartir tus ideas con el mundo es lo que te hará crecer y sentirte genial contigo y con los demás.

Este relato no termina aquí. Seguir esta historia está en tus manos. Coge el boli, pluma o lo que más te guste usar para escribir y que empiece el espectáculo. Sal ahí fuera y muéstrale al mundo quién eres. Eres fuerte, eres valiente y eres parte de algo mucho más grande.

Bienvenido una vez más a la banda. Juntos podemos lograr cualquier cosa.

Un abrazo apretado de los que quitan el hipo.

Siempre tuya,

Rebe Lion

¡Ups! Se me ha olvidado contarte cuál es mi mantra y mi truco para motivarme y lo que hago antes de salir a escena cuando tengo una charla o reunión importante y el brebaje de la buena suerte que me inventé un día cocinando y...

Venga va, te lo cuento la próxima vez que abras otro de estos libros donde ponga mi nombre.

Solo una cosa más, recuerda esta frase: nada es tan importante.

Bueno, sí, tú.

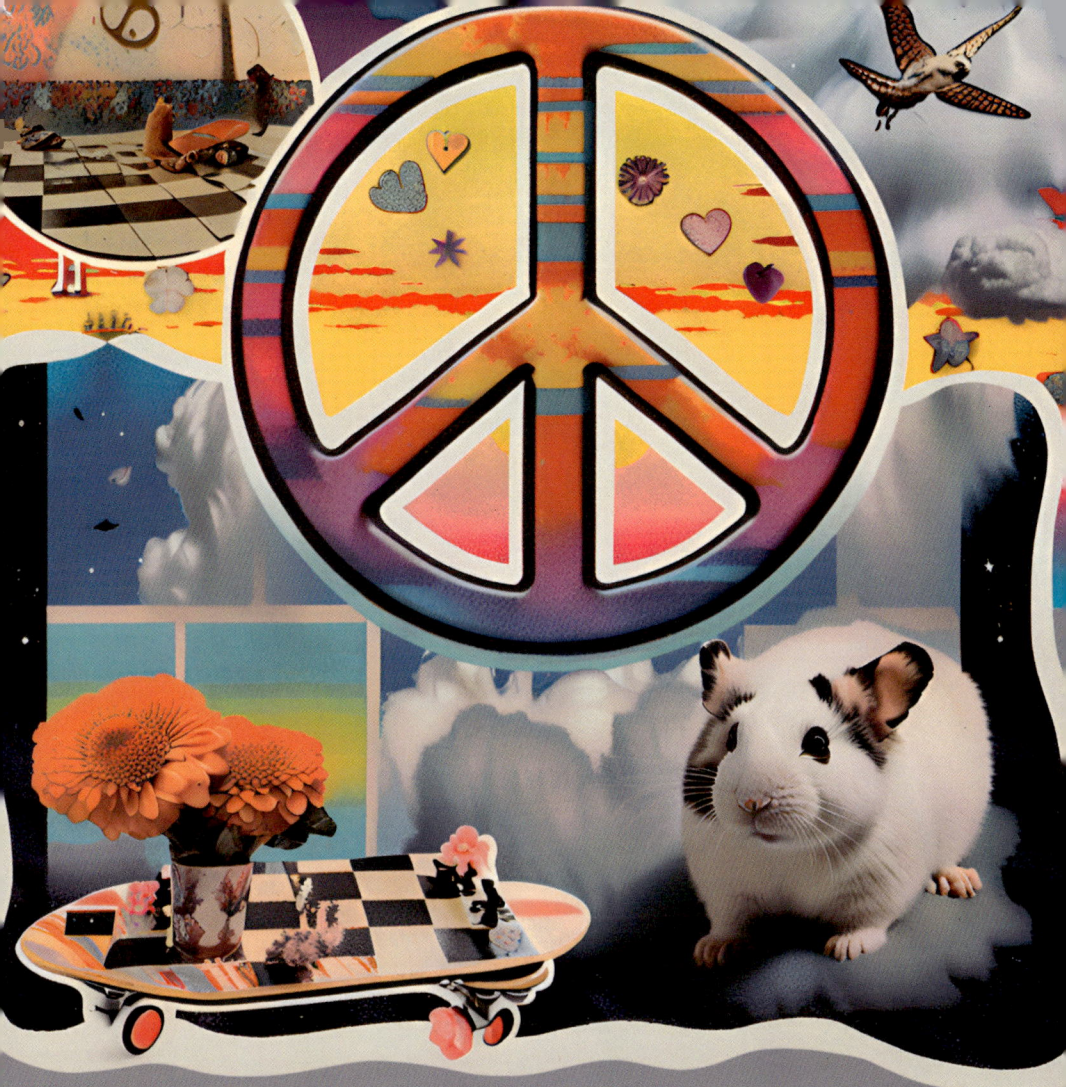

Brains that drive,
ideas that thrive!

R.L.

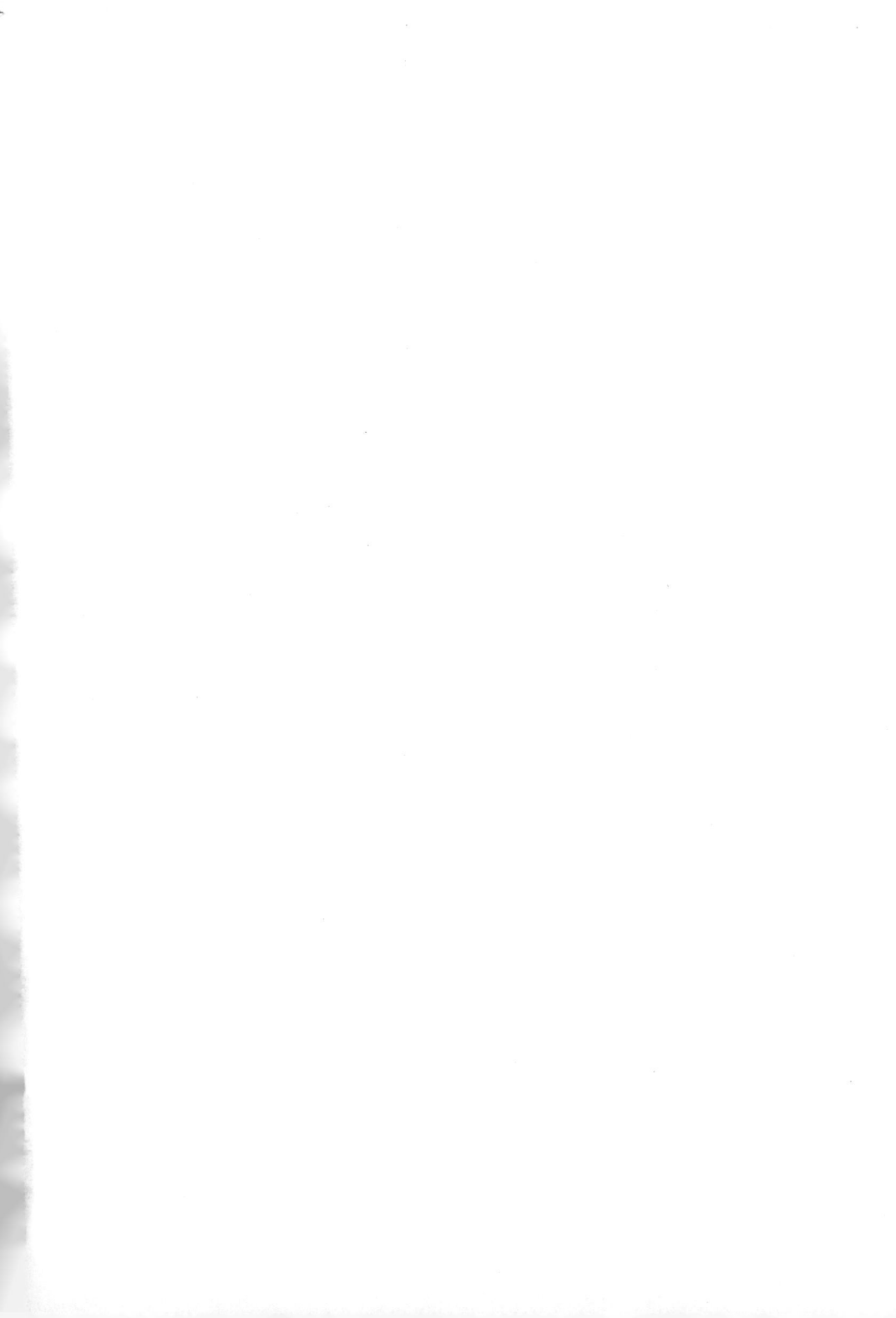